통증 없는 삶을 위한 소마틱스

근육재훈련요법

Muscular Retraining for Pain-Free Living

크레이그 윌리암슨 저
권정열·최광석 옮김

군자출판사

근육재훈련요법

첫째판 인쇄 2018년 1월 3일
첫째판 발행 2018년 1월 10일

지 은 이 Craig Williamson
역　　　자 최광석
발 행 인 장주연
출 판 기 획 이상훈
편집디자인 김영선
표지디자인 김재욱
발 행 처 군자출판사(주)
　　　　　　등록 제4-139호(1991. 6. 24)
　　　　　　본사(10881) **파주출판단지** 경기도 파주시 회동길 338(서패동 474-1)
　　　　　　전화 (031)943-1888　　팩스 (031)955-9545
　　　　　　홈페이지 | www.koonja.co.kr

Muscular Retraining for Pain-Free Living
by Craig Williamson
ⓒ 2007 by Craig Williamson
Korean translation copyright ⓒ Koonja Publishing, Inc., 2018

Published by arrangement with Shambhala Publications, Inc., Boston through Sibylle Books Literary Agency, Seoul

ISBN 979-11-5955-243-4
정가 25,000원

마리아 슈나이만*Maria Schnaitman*에게
이 책을 바칩니다.

목차

서론

55세 된 케빈Kevin이 친구에게 내 소문을 듣고 사무실에 찾아왔다. 최근에 케빈을 진료한 의사가 수개월 동안 그가 느끼던 허리 통증이 요추 디스크 압박과 팽윤에서 비롯되었다고 진단 내렸기 때문이다. 처음 보았을 때 그는 구부정한 몸을 하고 있었다. 허리에서 느껴지는 날카로운 통증을 피하려는 전형적인 자세를 하고 매 걸음마다 조심스레 자신을 방어하는 모습이 보였다.

그는 평생 운동선수로 살아온 사람이다. 최근 몇 년 동안은 열정적으로 테니스를 치고 일주일에 4번 조깅을 할 정도로 건강했다. 하지만 요통은 지난 몇 개월간 서서히 진행되었으며, 나를 만났을 즈음에 그는 하루 종일 누워 지내고 있었다. 그러니 테니스와 조깅은 염두에도 없을 정도였다.

나는 케빈에게 허리 근육을 이완하는 법, 복부 근육을 활용하는 법, 척추와 골반 정렬을 바르게 하는 법을 알려주었다. 그 전에 먼저 자신의 근육을 감지sensing하고 근육에서 실제 일어나는 일을 인지awareness하는 법을 가르쳤다. 운동선수였음에도 불구하고 케빈은, 나를 찾아오는 대부분의 고객들처럼, 자신의 몸에 대한 인지가 거의 없었다. 하지만 가르쳐준 근육재훈련 운동을 통해 그가 지닌 모든 문제가 빠르게 개선되었다. 내가 그에게 가르쳐준 모든 것이 이 책 안에 담겨 있다.

케빈은 허리에 과도한 압박을 주지 않고도 앉고 설 수 있는 법을 배웠다. 이전에 한 번도 배워본 적이 없었지만, 그는 로켓 과학보다 몸의 움직임을 인지하는 법을 아는 것이 훨씬 더 중요하다는 것을 금방 알아챘다. 케빈은 한 달 정도 가르쳐준 운동을 하고 나서 더 이상 요통이 지속적으로 느껴지지 않는다고 전해왔다. 두 달이 지나자 이제 요통은 간헐적으로 가볍게 느껴지거나 아니면 한쪽 방향으로 허리를 비틀 때만 일어난다고 했다. 넉 달이 지나자 요통은 거의 대부분 사라졌으며, 여섯 달이 지나서는 다시 조깅을 시작할 수 있게 되었다. 10년이 지났지만 그는 여전히 요통 없이 조깅을 즐기고 있다.

내 말이 판타지처럼 들리는가? 아니면 실현 가능한 일이라고 생각되는가?

몸을 움직이는 것은 이미 타고난 능력이며 즐기면서 할 수 있음에도 불구하고, 대부분의 사람들이 인지를 통해 즐기면서 움직이지 못한다. 취학 전 마당에서 놀 때는 달리거나, 점프하면서 하는 모든 몸짓이 즐거웠다. 하지만 어른이 되어 즐거웠던 움직임이 통증 때문에 방해물로 변했다.

정원 손질하기, 집 페인트칠 하기, 아이들 데리고 다니기, 차 운전하기를 즐기려면, 통증 없이도 몸을 잘 움직일 수 있어야 한다. 어떤 이들은 진통제로 잠시나마 문제를 해결하려 애쓴다. 하지만 진통제는 단지 통증의 원인을 덮어 증상을 회피하는 방편일 뿐이다. 통증이 느껴지지 않으면 오히려 문제는 시간이 갈수록 악화된다. 결국 약물로 통증을 차단하고, 두려워하고 또 통증이 나타나는 악순환으로 일상 생활의 움직임이 억제된다. 그 결과 집에서 좀 더 일을 적게 하고, 자식이나 손주와 노는 횟수가 줄어들고, 운동을 적게 하는 삶이 전개된다. 나는 만성 통증을 지닌 이들에게 몸은 적이 아니라는 말을 한다. 내가 그들에게 하는 일은 몸을 동맹군으로 만드는 법을 알려주는 것이다. 나는 그들에게, 그리고 이 책을 읽는 당신에게 이렇게 말한다. "바꿀 수 있다."

몸의 통증에서 자유로워지면 정원 손질에서 야구 경기를 하는 것 사이에 있는 모든 움직임을 즐기면서 할 수 있다. 통증 없이 몸을 활용할 수 있다면 건강한 삶을 즐길 수 있다.

어린 시절부터 나는 다른 사람에게 허리 마사지를 해주고 또 나도 마사지 받는 것을 즐겼다. 그러다 20세가 되어서 전문 마사지 테라피스트에게 제대로 된 마사지를 받고 나서는 매우 심오한 이완을 경험하게 되었다. 이때의 경험으로 나뿐만 아니라 다른 이들의 웰빙을 어떻게 하면 달성할 수 있을지 그 방법을 찾는 것이 삶의 목표가 되었다.

나는 1979년 보스턴Boston에서 처음으로 마사지 테라피를 배우고 얼마 있다 난터켓 섬Nantucket Island으로 이사를 갔고, 1년 후 그곳에서 개인 센터를 열었다. 당시 그 섬의 주민들이 마사지 요법의 가치를 알아채기 시작하던 시기였기 때문에, 적절한 때에 적절한 장소에 있었던 셈이다. 나는 일반적인 이완 마사지에 집중하고 있었지만 요통, 어깨 긴장과 같은 다양한 통증 문제에 시달리던 고객들도 많이 만나게 되었다. 마사지 치료를 받고 나서 고객들은 몸의 통증과 긴장이 없어지자 행복한 표정으로 돌아갔지만 주기적으로 비슷한 통증으로 재방문하였다. 비즈니스 관점에서 본다면 재방문 횟수가 느는 것은 직업을 잃지 않아도 된다는 보장이니 반길 만한 일이었다. 하지만 고객의 근육통을 좀 더 영구적으로 해결할 수 없다는 무력감에 힘이 빠졌다. 나는 몸을 불편하게 만드는 일반적인 원인을 조금 더 탐구하기 시작했다. 이는 엄청난 양의 질문으로 이어졌고 바디워크bodywork 테크닉을 배우는 계기가 되었다. 바디워크 테크닉은 어려운 근골격계 문제를 해결하는 데 있어 내가 배운 기본 마사지 기법에 비해 훨씬 더 효율적이었다.

그 후 5년 동안 나는 미국 전역을 돌아다니며 세미나에 참석하고, 기간제 트레이닝 프로그램을 신청해 엄청난 양의 신체요법들을 배우게 되었다. 내가 배운 다양한 테크닉들 중에는 결합조직 수기요법과 지압도 있었다. 이들은 당시엔 요즘에 비해 상대적으로 덜 알려진 기법들이었다. 나는 뭔가 합리적으로 느끼지는 모든 종류의 기법들을 탐구했다. 그 결과 손으로 하는 많은 기법들에 능숙해졌고 마사지만으로 다루기 힘든 어려운 문제들을 효과적으로 해결할 수 있게 되었다.

1980년대 내내 트레이닝은 계속 되었다. 이 시기에 나는 움직임 요법과 심리학도 근육 트리거포인트 기법만큼 몸의 통증에 막대한 영향을 미친다는 사실을 깨닫게 되었다. 그래서 몸의 건강과 인지를 증진시킬 수 있는 요가나 태극권 같은 접근법도 탐구하기 시작했다. 당시에 심리요법 과정도 이수하게 되었는데 이를 통해 내가 몸담고 있던 바디워크 영역에 대한 이해가 엄청나게 확장되었다.

이러한 탐구로 인해 몸의 움직임, 자기인지, 그리고 이완 사이에 공유되는 연결점이 있다는 사실을 깨닫게 되었다. 내가 치료하던 고객들 중 대부

분이 자신의 신체 움직임을 정확히 느끼지 못한다는 사실도 인지하기 시작
했다. 움직임을 느끼는 감각을 운동감각kinesthetic sense, 또는 운동감각 인지
kinesthetic awareness라는 용어로 표현한다. 당시 나는 놀랄만한 발견을 하게
된다. 치료하던 고객들의 운동감각 인지가 증가하도록 도움을 주었는데 수
년간 긴장되었던 그들의 몸 전체 근육이 때로는 몇 분 만에 이완되기 시작
한 것이다. 나도 척추 문제로 오랜 시간 고생을 했는데 운동감각 인지 개념
을 활용해 그 문제에 접근하기 시작했다. 내 몸이 곧 운동감각 인지 실험실
이 된 것이다.

　1980년대 말에 이르자 지난 10년 동안 배웠던 이전의 다양한 기법들이 하
나로 관통되었다. 그래서 나는 배웠던 모든 기법들과 운동법, 그리고 이론
들을 융합하고 통합시켜 새로운 교정 운동corrective exercise과 교육 테크닉
educational techniques 그리고 핸즈온 테크닉hands-on techniques을 개발하기 시
작했다. 나는 바닥에서 느리게 움직이는 동작에 수백 시간을 투자하며 이전
과 다른 종류의 운동을 개발해 나갔다. 그러다 개발한 치료 테크닉이 나에
게 효과를 본다면 고객들에게도 가르쳐주어 신뢰할 만한 결과가 나오는지
확인했다. 이렇게 발견하고 시도하는 단순한 과정을 반복하며 기법이 진화
하게 되었다. 학생들과 고객들을 대상으로 한 그룹 클래스를 통해, 핸즈온
테크닉과 인지 운동, 그리고 신체 정렬 교육을 복합적으로 활용해 적용하는
과정에서 의도치 않게 새로운 방법이 개발되기도 했다. 이 과정에서 가장
이득을 본 사람은 나였다. 평생 괴롭히던 허리 통증 문제를 스스로 해결했
기 때문이다. 이로 인해 나는 운동감각 인지가 몸을 변화시킬 수 있다는 산
증인이 된 것이다.

　1986년부터는 포틀랜드Portland와 메인Maine 주에 개인 센터를 운영했다.
그곳에서 내가 개발한 기법으로 통증을 지닌 수천 명의 사람들이 도움을 받
았고, 수개월 또는 수년간의 괴로움에서 해방되었다. 하지만 이 기법은 수
술이나 전통적인 보존적 의료 시술로 인해 변형된 구조적 손상을 완벽히 되
돌릴 수는 없다. 내가 개발한 접근법은 특히 습관적 근육 긴장, 강력한 충격
을 동반한 사고, 경직된 자세, 운동 중 부상, 반복 운동에 따른 손상 증후군,
그리고 심리적 스트레스에 의한 근육 문제와 같은 근골격계 질환을 치료하
는데 탁월한 효과가 있다. 그래서 기존의 접근법에서 자신의 통증 문제를

제대로 해결하지 못했던 사람들이 의사의 추천을 받고 나에게 찾아오는 경우가 많다.

나는 종종 단순한 테크닉 만으로도 통증과 긴장 문제를 드라마틱하게 경감시킬 수 있음을 보여준다. 하지만 때로는 몇 개월의 운동과 바디워크를 병행해야만 문제를 해결할 수 있는 경우도 있다.

개인적인 세션을 할 때면 운동 테크닉, 교육 테크닉, 그리고 핸즈온 테크닉을 복합적으로 활용한다. 핸즈온 테크닉은 매우 특수한 영역이라 이 책에서 다루지는 않는다. 하지만 운 좋게도 많은 사람들이 핸즈온 테크닉의 도움 없이도 여기 나오는 운동법 만으로도 도움을 받을 수 있다. 이 책을 읽는 독자들은 먼저 여기서 제시한 개념을 이해하고 근골격계에 실질적 변화를 줄 수 있는 운동법을 직접 실험해 보면 된다. 개념적 측면은 우선 몸, 마음, 감정이 서로 상호작용하여 움직임과 통증에 영향을 준다는 사실을 이해하는 것이다. 실험적 측면은 이 책에서 제시하는 신경근 재훈련 운동을 의식적으로 직접 해보면서 결과를 확인하는 것이다.

고객들은 내게 되풀이해서 다음과 같이 이야기 한다. "좀 더 젊었을 때 배웠더라면 내 문제 대부분을 해결했을 텐데요." "이게 가능하다는 사실을 정말 몰랐어요." 이런 질문을 하는 고객들도 많다. "이에 대해 제가 읽을 만한 책이 있나요?" 수년간 나는 이같은 질문을 받으며 책을 쓰기로 결심했다. 여기서 제시하는 근육, 움직임, 몸-마음 연결성에 대한 깊이 있고 실질적인 정보를 통해 많은 이들이 도움 받을 수 있길 희망한다.

이 책의 또 다른 목표는, 근육 통증 문제에 대해 서술한 상세한 설명을 통해 독자들이 통증 원인을 이해하고 건강하게 살아가는데 실질적인 도움이 되게 하는 것이다. 나는 내가 치료하는 고객이나 가르치는 학생들에게 바라는 것과 같은 것을 독자들에게도 바란다. 바로 자신의 삶과 몸에 가능한 주도적인 사람이 되라는 것이 그것이다. 여기서 제시하는 운동의 차이와 목표를 잘 이해하고 느낄수록 통증 문제를 더 효율적으로 풀어낼 수 있다. 이 책을 읽는 사람은 움직이는 즐거움을 증진시키고, 자연스러운 움직임을 훼방 놓던 통증과 뻣뻣함을 감소시키고, 인지를 높여 감정적 웰빙도 달성할 수 있다.

이 책에는 내가 20년 이상 근육통으로 시달렸던 사람들을 치료하면서 배우고, 발견하고, 개발했던 개념과 운동이 담겨있다. 나는 여러분이 신경계(마음)와 근육계(신체)가 어떻게 연관성을 지니고 있는지 이해하길 바란다. 이러한 이해를 바탕으로 현재의 통증과 긴장을 일으킨 비기능적 근육 습관이 어떻게 생기게 되었는지 인지할 수 있길 바란다.

이 책에서 소개된 정보를 바탕으로 스스로 자신만의 운동법과 피트니스 방법을 개선시킬 수도 있다. 고객들 중에는 자신이 하고 있는 요가, 웨이트 트레이닝, 태극권, 수영, 에어로빅, 러닝, 무예, 산책, 등과 같은 운동을 통해 어떻게 하면 좋은 결과를 얻을 수 있을지 물어보는 이들도 있다. 인지가 가미되면 모든 종류의 운동이 유용하면서도 삶을 변화시킬 수 있는 힘을 지닌다. 처한 환경에서 어떤 종류의 운동이 최선인지 알기 위해서는 자신의 몸이 어떤 방식으로 작동되는지 이해할 필요가 있다. 근육의 긴장, 힘, 이완은 무엇이고 이들이 어떤 중요성을 지니고 있을까? 좋은 신체 정렬을 이루는데 기초가 되는 것은 무엇일까? 왜 자세가 구부정해지고 긴장하는 습관이 생겼을까? 왜 근육이 자꾸만 긴장될까? 의사가 아무런 문제가 없다고 진단을 내렸는데도, 왜 별것도 아닌 부상을 당하고 회복된 후 몸이 안 좋아진 느낌이 드는 걸까? 어떻게 해서 스트레스로 인한 통증이 발생하는 걸까? 이 책을 통해 몸-마음 프로세스로 인해 생기는 움직임에 대한 근본적인 이해를 할 수 있다. 이러한 이해를 바탕으로 자신이 선택한 운동에서 부상 위험을 최소화시키면서 최대 효율을 뽑아낼 수도 있다.

이러한 지식은 예술 분야에 종사는 사람들에게도 엄청나게 유용하다. 움직임 예술Movement arts이라는 말을 들으면 무용만을 생각하는 사람이 있는데, 사실 모든 종류의 예술이 움직임 예술이다. 왜냐면 예술가들은 몸을 특정한 방식으로 움직이면서 예술품을 창조하기 때문이다. 예를 들어, 바이올린 연주자, 화가, 도자기 장인은 모두 움직임에 기반한 예술을 하고 있는 사람들이다. 이러한 예술가들이 몸의 움직임 효율을 개선시키면 테크닉도 개선될 것이다. 같은 논리로, 예술가들이 몸의 다양한 부위에 불필요한 긴장을 지니고 있다면 늘 부상의 위험에 노출되게 된다. 나는 어린 시절부터 몸을 잘못 써서 심각한 부상을 안고 살아가는 음악가들 몇 명을 치료한 적이 있다. 이들은 신경근 재훈련 기법을 자신의 연주 트레이닝에 통합시킴으로

써 불필요한 부상을 예방하고 테크닉 발전을 가속화시킬 수 있게 되었다.

『근육재훈련요법』은 두 부분으로 나뉜다. 1부를 읽고 나면 필자가 제시하는 개념들에 대해 이해할 수 있을 것이다. 1부에서는 근골격계 기능에 있어 인지의 중요성, 움직임 패턴의 역할, 통증과 부상에 대한 보상으로 근육통이 생기고 골격 정렬이 변화되는 기전, 감정이 근골격계에 미치는 영향에 대해 다룬다. 이 모든 것들이 현존being present과 관련이 있다. 현존이란 지금 여기서here and now 살아가는 '자기 자신에 대한 인지'를 기반으로 한다.

2부에는 1부에서 설명한 개념들을 실질적으로 적용해 몸에 실험해 볼 수 있는 인지 운동이 소개되어 있다. 1부를 모두 읽지 않고 2부 운동으로 바로 넘어가고 싶은 유혹을 자제하기 바란다. 1부를 제대로 읽어야 각각의 운동에 담긴 핵심적인 내용을 더 잘 이해할 수 있을 뿐만 아니라, 온전한 인지를 갖고 해당 운동을 제대로 하게 될 것이다.

이 책에서 제공하는 특별한 형태의 정보, 철학, 운동 방법을 믿을 필요는 없다. 자신의 움직임이 어떻게 일어나는지 관찰하고 몸을 활용에 감지하는 능력이 높아질수록 해당 개념들이 더 생생하게 와닿을 것이기 때문이다. 당신이 젊은 사람이든 늙은 사람이든 상관없이 시작점은 똑같다. 움직임과 운동감각 인지를 활용해 지나간 과거에서부터 뿌리내린 통증, 부상, 근골격계 보상패턴을 지금 여기서 풀어낼 수 있다.

일반적으로 나이 든 사람이 젊은이보다 신경근 변화를 이끄는데 시간이 더 오래 걸린다. 나이 든 사람은 근육 습관의 뿌리가 훨씬 더 깊기 때문이다. 하지만 나는 70세가 넘었는데도 10대들보다 더 빠르게 몸의 변화가 생긴 고객들을 본 적이 있다. 따라서 나이는 중요하지 않다. 자신이 얼마만큼 움직임을 조율할 수 있는지가 중요하다. 오랜 시간 누적되어 온 잘못된 근육 습관으로 인해 부드러운 움직임, 통증에서 자유로운 움직임이 훼방을 받는다. 많은 이들이 이러한 누적된 습관과 운동감각 인지 문제가 노화 때문에 생긴 것으로 착각한다. 하지만 노화와 운동감각이 저하되는 것은 서로 별개의 문제이다. 안 좋은 근육 습관이 적을수록 변화는 쉽게 일어난다. 통증 문제에서 해방되기 위해서는 자신의 몸이 어떻게 움직이고 어떻게 느껴지는지 인지해야 한다.

　인지Awareness는 내가 가르치는 모든 운동 치료의 기반을 이룬다. 나는 운동감각 인지를 활용해 효과적으로 근골격계 문제를 개선시킬 수 있는 요법을 개발했다. 근육재훈련요법을 통해 누구나 몸을 사용하는 법을 교정하고, 신체 정렬을 개선하고, 근육 긴장을 해소하는 데 도움을 받을 수 있다. 이 책에서 제시한 원리는 대부분의 스포츠나 신체 운동에 적용할 수 있다. 또한 몸을 움직이면서 할 수 있는 어떤 종류의 예술에 활용해도 도움이 된다. 하늘이 무한하듯, 인지를 적용해 움직임을 개선시킬 수 있는 방법 또한 무한하다.

PART ONE

근골격계 통증의 원인

1

마음의 현존, 몸의 현존

매 순간은 그대가 이전에 겪어본 적이 없는 순간이다.
- 마크 스트랜드 *Mark Strand*

마음의 현존presence of mind이란 지금 일어나는 현상을 마음으로 인지하는 것이고, 몸의 현존presence of body이란 그 순간 자신의 몸을 인지하는 것이다. 우리가 진실로 지금 이 순간을 살아가게 된다면, 단지 생각과 기억들을 마음에 쌓아나가는 것이 아니라 현재 몸에서 전해지는 생생한 감각을 느낄 수 있다. 다시 말해, 우리가 지금 이 순간 자신의 몸을 인지할 수 있다면, 그 순간의 자기 존재 자체에 영향을 줄 수도 있다는 뜻이다. 이러한 몸에 대한 인지를 운동감각 인지kinesthetic awareness 또는 운동감각kinesthetic sense이라는 용어로 표현할 수 있다. 운동감각은 '움직임을 인지' 하는 감각이다. 이 운동감각을 인지하는 것이야말로 수많은 통증 문제를 푸는 열쇠이다. 운동감각은 이 책 2장에서 좀 더 면밀히 다루게 된다.

운동감각을 통해 인간은 삼차원 공간 안에서 '몸을 지닌 채' 살아가고 있음을 느낄 수 있으며, 자신이 공간 안의 일부분임을 자각할 수 있다. 주변을 둘러보라. 의자에 앉아서, 기계에 의존한 채, 빠르게 흘러가는 세상에 익숙해져 가는 사람들이 보일 것이다. 현대인은 대부분 체화embodied가 가능한 삶과는 동떨어진 채 살고 있으며, 자기 몸의 느낌을 무시하고 있다. 또 그들은 대부분 앉은 자세에서 많은 시간을 보내고 있다. 푹신푹신한 의자에 앉거나 기댄 채 계속해서 뭔가에 분주하게 마음을 쏟고, 생각에 휩싸여 있거나, 여기저기 두리번거리고 있다. 여러분은 자신의 손과 몸을 제대로 활용하며 살아가는 사람들을 몇 명이나 알고 있는가? 인간은 이제 자신의 물리적인 육체가 할 수 있는 일 대부분을 대신해 줄 다양한 기계를 소유하고 있으며 그런 상황에 적응해 가고 있다. 또 대부분의 사람들은 차를 갖고 있어서, 걸어 다니는 데에도 하루 중 특정한 시간과 노력을 투자해야만 한다. 이런 방식으로 살아가게 되면 인체의 근육은 스트레스를 받아 긴장되고, 운동을 할 때에도 정상적인 움직임을 보이지 않게 된다. 도시와 그 주변에서 인간이 만든 인공적인 환경 속에서 오래 살면 살수록 '몸에 대한 인지 불능' 상태에 빠질 확률은 높아진다. 또 근육과 관절 주변의 감각 수용기들은 충분한 자극을 받지 못해 점차 움직임을 인지하는 능력을 잃게 된다. 이런 식으로 운동감각에 대한 인지가 저하되고 체화 중심의 생활 방식에서 멀어질수록 근육통이 발생하게 된다.

인지Awareness는 치유를 촉진한다. 아니 인지 자체가 치유를 가능케 한다. 전통적인 보건, 의료 분야 전문가들은 이들 사이의 관계를 보통 간과한다. 인지는 몸과 마음, 즉 인간 전체가 통합적으로 기능한 결과이다. 따라서 인지가 바뀌면 신경계가 바뀌고, 신경계가 바뀌면 생리학적인 변화로 이어진다.

인간은 인지 능력을 활용해 긍정적인 변화를 만들 수 있다. 또, 인지를 활용해 근육, 건, 그리고 관절 등과 같은 요소로 이루어진 근골격계의 통증을 감소시킬 수도 있다. 몸에 대한 인지, 특히 운동감각 인지를 높이면 근육 기능을 증진시킬 수 있는데 근육은 신경과 이어져 있다. 신경은 근육에게 무엇을 해야 할 지, 어떻게 움직여야 할 지에 대한 신호를 전달하는 조직이다. 이 책에서 소개하는 근육재훈련요법Muscular Retraining은 인지 능력을 활용해 근육 기능을 변화시키는 요법이다.

여기서 잠깐, 인지 능력을 활용해 근육을 재훈련시키기 위해 필요한 개념 몇 가지를 빠르게 살펴보도록 하자.

과정과 목적

여러분이 특정한 활동을 한다면, 그게 운동이든 아니면 다른 종류의 스포츠이든, 목적 지향적 활동이거나 아니면 과정 지향적인 활동, 이 둘 중 하나일 것이다. 목적 지향적Goal-oriented 활동이란 정해진 결과 또는 지향점을 초기에 설정하고 그에 집중하는 일이다. 에베레스트를 오르기 전 산 정상에 깃발을 꽂고 오려는 계획을 세우는 것이 바로 목적 지향적인 활동의 좋은 예이다. 과정 지향적Process-oriented 활동은 여정에서 발생하는 사건들이 어떻게 전개되는지에 초점을 맞추는 일이다. 등산을 할 때 몸의 힘듦, 눈에 보이는 경치, 귀에 들리는 소리, 그리고 자연에서 풍기는 향기를 즐기며 나아가는 것이 과정 지향적인 활동의 대표적인 예이다. 어떤 등산가가 목적 지향적인 성향이라면 산 정상을 정복하지 못했을 때 그는 자신의 노력이 실패한 것처럼 느껴질 것이다. 반면 과정 지향적인 등산가는 자신이 정상에 도달하든 못하든 상관없다고 여긴다. 과정이란 현재를 순간에서 순간으로 경험하는 것이며, 목적이란 달성하기를 바라는 결과이다. 만약 여러분이 어떤 활동을 할 때 목적 지향적이 되면, 그리고 그러한 목적에 집착하면 할수록, 목적을 추구하는 과정에서 만나는 매 순간의 성취를 놓치게 될 것이다.

사람들은 누구나 인지 능력을 지니고 있다. 이러한 인지 능력이 물리적인 몸에 영향을 미친다. 인지가 치료법으로 쓰이면, 그때의 치료는 어느 정도 과정 지향적이 된다. 왜냐면 인간의 인지란 다른 과정 지향적인 활동과 마찬가지로 항상 변화하기 때문이다.

나는 나에게 치료를 받는 사람들의 통증을 감소시키고, 그들 몸의 유연성을 높이려는 목적을 달성하기 위해 과정 지향적인 운동법과 테크닉을 활용한다. 여기서 말하는 과정이란 '운동감각을 깨우는 과정'이다. 운동감각 인지를 높이면 신경근 시스템이 조금 더 효율적으로 기능하게 되고 결과적으로 통증 감소, 유연성 증가로 이어진다. 이 경우 통증 감소 또는 유연성 증가라는 목적은 과정에 초점을 맞춤으로써 달성된 것이다.

목적을 달성하기 위해 과정 지향적인 방법으로 접근하는 일은 일종의 예술 또는 중용과도 통한다. 그러니 과정 지향적 접근법에서 성공하려면 자신이 원하는 방식과 목표 달성 시간에 있어서 편집증적인 태도를 가져서는 안

된다. 목적에 지나치게 집중하게 되면 과정 그 자체가 왜곡되기 때문이다. 예를 들어, 예전에 자신이 긴장된 행동을 했거나 또는 그러한 긴장 상태에 있었기 때문에 치료를 통해 반드시 이완되어야 한다는 강박을 지닌다면 원하는 결과를 얻기 힘들 것이다. 배를 조정해 바다를 항해하는 모습을 상상해보라. 배를 타고 가고자 하는 목적지가 있다고 해도 해류와 바람의 흐름에 따라 배를 조율하지 못한다면 원하는 목적지에 도달하지 못한다. 바람과 해류는 내 맘대로 통제할 수 있는 대상이 아니기 때문이다. 따라서 그 흐름에 맞춰 배를 조정해야 한다. 그렇게 할 수 있어야만 바람과 해류의 힘을 활용해 원하는 목적지를 향해 나아갈 수 있다.

배움의 목적

살아가는 데 있어 목적을 갖는 것은 매우 중요하다. 왜냐면 목적이 있어야 방향성이 결정되기 때문이다. 물론 아무리 확고한 마음가짐으로 나아간다 해도, 목적을 달성하기 위해 나아가는 과정에서 어떤 일이 발생할지 미리 알 방도는 없다. 따라서 목적에만 집착하게 되면 자신 앞에 열려 있는 새롭고도 소중한 무언가를 놓치게 될지도 모른다.

무언가 새로운 것을 배우고 있는 사람이라면, 자신이 앞으로 무엇을 배우게 될지 정확히 알기 어렵다. 창조적인 형태의 배움은 늘 '미지'의 것을 내포하고 있기 때문이다. 따라서 배움의 과정에서 열린 마음을 지닌 사람은 새로운 장소로 여행을 떠나거나 새로운 친구를 만나는 중에 또는 몸을 새로운 방식으로 움직이거나 단지 집 안에서 TV를 시청하면서도 무언가 새로운 것을 배울 수 있다. 그에게는 하늘을 가로질러 지나는 구름이 매번 다르게 보이고, 잔디밭에서 뛰노는 새들의 모습이 늘 새로우며, 자신의 호흡 하나하나가 모두 새로울 수밖에 없다. 진정한 배움은 마음 상태에 달려있기 때문이다.

무언가를 배우려는 사람은 지나치게 목적 지향적인 마음을 갖지 않도록 늘 경계해야 한다. 왜냐면 목적만으로는 '앎'이 불가능하기 때문이다. 배움은 과정이며 결코 달성될 수 있는 대상이 아니다. 배우는 과정 자체가 곧 완벽한 목적이다.

억제와 인도

파도 위에서 서핑을 하는 장면을 보면 보드 위의 서퍼가 균형을 유지하는 모습에 감탄하게 된다. 서퍼는 자신의 몸 근육을 억제하는 방식으로 균형을 유지할 수 있다. 이때의 억제抑制 동작은 목적 지향적인 마음을 지닌 서퍼에게 스스로 자신의 몸을 통제하고 있다는 느낌을 줄 것이다. 반면 파도와 함께 움직이며 자신의 몸을 인도하는 서퍼도 있다. 이때 인도引導 동작은 몸을 이완시켜 파도에 자신을 맡기고 '지금 여기'에서 균형을 유지하고 있는 자신을 인지함으로써 완성된다. 의심하는 사람도 있을지 모르지만, 사실 몸의 근육을 극단적으로 억제하게 되면 유연성이 떨어진다. 반면 근육의 움직임을 인도할 수 있게 되면 유연성이 증가하게 된다. 다음에 제시하는 사례가 억제와 인도라는 두 종류의 근육 통제 방식 사이의 차이를 잘 설명해 줄 것이다.

나는 손과 팔에 불필요한 긴장을 지닌 채로 연주를 하는 젊은 음악가 여러 명에게 근육재훈련요법을 가르친 적이 있다. 그들 몸에 있는 불필요한 긴장은 극심한 통증의 원인이 되었다. 긴장을 없애는 과정에서 젊은 음악가들은 자신의 손을 지나치게 강하게 통제해 왔다는 사실을 다양한 방식으로 자각하게 되었다. 이러한 긴장은 악기 연주를 배우는 초기부터 시작되어 습관화 된 것이었다. 악기 연주 테크닉을 높이기 위해 좀 더 어려운 작품을 연주하면서 그들 상체의 긴장은 더욱 더 높아져만 갔다. 요약하면, 젊은 음악가들은 자기 몸의 움직임을 통제하려고 근육을 억제하는 방식을 활용해 왔다. 그들은 통증 문제를 해결하기 위해 몸 근육을 억제하는 대신 불필요한 긴장을 이완시키고 움직임을 인도하기 시작했으며, 감각운동 인지를 높이는 방법을 배우게 되었다. 억제하고 제한하는 방식 대신 인지하고 이완하는 생소한 방식을 배우면서 몸의 통증은 점차 사라지게 되었다.

이 이야기가 주는 교훈은 목적 달성만 갈구하며 결과에 지나치게 집착하면 몸의 근육이 긴장된다는 것이다. 억지로 무언가를 달성하려 하기 보다는 순간에서 순간으로 이어지는 과정을 인지하며 인내를 가지고 자신의 몸을 인도하라. 그러면 최소 저항의 길the path of least resistance을 따라가게 될 것이다.

인지와 집중

인지와 집중은 다르다. 의식을 둔다는 관점에서는 비슷하지만, 이 두 단어는 사실 다른 의미를 내포하고 있다. 단순하게 용어 정의를 하자면, 인지awareness는 의식의 영역을 넓히는 것과 관련이 있고, 집중concentration은 의식의 영역을 좁히는 것과 관련이 있다.

무언가에 집중한다는 것은 외부에서 오는 자극에서 자신을 분리하려고 노력하는 것이다. 따라서 집중은 초점focus을 축소시킨다. 반면, 인지는 어떠한 종류의 정신적 노력 없이도 초점을 맞출 수 있는 능력이다.

동양 철학자들은 인지의 중요성에 대해 다양한 말들을 남겼다. 고대 중국의 성인인 노자는, "하지 않음을 행하라, 그러면 모든 것이 이루어질 것이다"라는 말을 했다. 이는 특정한 결과에 집착하지 말고 삶이 일어나는 대로 내버려두라는 가르침이다. 인지 능력을 활용하면 사건들이 일어나는 대로 마음을 내버려 둘 수 있다. 반면 집중 능력을 쓰면 사건들이 일어나는 방향을 특정하게 상相을 짓는 방식으로 마음을 쓰게 된다. 대부분의 사람들은 특정한 초점에 의식을 집중하는 트레이닝을 해왔다. 이런 방식은 노자의 가르침과 상반된다.

예를 들어, 피아노 연주를 하는 동안 몸과 마음에서는 다양한 일들이 일어나는데, 이 모든 것들은 연주 결과에 영향을 미친다. 그런데 연주를 할 때 손가락에만 집중하여 다른 모든 현상을 배제하게 되면 어떤 일이 일어날까? 아마도 팔, 어깨, 그리고 몸 전체에 퍼져 있는 긴장을 감지하지 못하게 될 것이다. 단지 심장이나 마음이 아닌 몸 전체로 인지를 넓히는 일이 매우 단순한 것처럼 여겨질 수도 있다. 하지만 이렇게 인지를 넓히는 것은 기존에 자신의 몸을 억제하며 통제해왔던 익숙한 방식을 내려놓아야만 가능하다. 대부분의 사람들에게 인지는 가장 습득하기 어려운 형태의 재훈련retraining 기법이다.

실제로 일어나는 것을 인지하기

친구 중 한 명에게 내가 가르치는 운동법을 알려준 적이 있다. 그 친구는 비슷한 접근법을 자신의 미술 선생이 활용하는 것을 본 적이 있다고 했다. 그 미술 선생은 학생들을 가르칠 때 눈 앞에 보이는 그림의 색깔과 모양만 보도록 훈련을 시킨다고 한다. 그림으로 그리기 위해 눈 앞에 보이는 사물의 특정한 이름에 대해서는 생각하지 말고 단지 보이는 그대로 그리라고 가르친다는 것이다. 사물의 이름을 떠올린다는 것은 그 사물에 대한 정의를 내리는 것이다. 사물에 대해 정의를 내리게 되면 그것을 보는 사람의 시각 능력에 제한이 가며, 그때는 편견 없이 온전하게 보기가 어려워진다. 그 미술 선생은 학생들이 눈 앞의 사물들 색깔과 모양을 있는 그대로 볼 수 있도록 가르치고 있었던 것이다.

　우리의 감각 기관은 실제로 일어나고 있는 것에 대한 정보를 수집해서 알려준다. 음악을 듣기 위해, 음식의 맛을 느끼기 위해, 감정을 느끼기 위해, 다른 사람과 소통하기 위해, 그리고 몸을 느끼기 위해 인간은 감각 기관을 활용해야만 한다. 그런데 지금 이 순간의 삶을 있는 그대로 경험하는 것은 예전에 지녔던 관념과 반드시 그래야만 한다는 편견을 통해 경험하는 것과는 근본적으로 다르다.

　여기서 이야기한 내용은 곧바로 근육재훈련요법에서 활용된다. 나에게 찾아오는 대부분의 고객들은 자신의 움직임과 자세를 정확하게 감지하지 못한다. 보통의 성인들 대부분이 어느 정도 이런 문제를 지니고 있다. 그들은 처음에 자신의 움직임을 명확하게 감지할 수 있다고 '생각한다.' 그러다가 내가 제시하는 운동법과 테크닉을 겪게 되면서 자신들이 뭔가 잘못하고 있었음을 깨닫는다. 그들은 오랫동안 자신의 운동감각 인지와 단절된 생활을 해왔던 것이다. 내가 자신의 몸을 움직일 때 어떤 느낌이 드는지 자세히 표현해 보라고 하면, 그들은 실제 움직이는 '느낌'이 아니라 움직임에 대한 '생각'을 표현하곤 한다. 이는 그들이 자신의 몸을 실제로 느껴온 것이 아니라 생각만 해왔기 때문이다. 그래서 지금 이 순간에 실제로 느끼는 몸의 움직임을 정확히 표현하지 못하고 주로 움직임에 대한 기억에 따라 애매모호한 감각만을 표현하는 것이다.

자신의 근골격계 전체를 활용하려면 정확한 운동감각 인지 능력을 지녀야 한다. 근육을 움직일 때 일어나는 실제 느낌을 제대로 감지하지 못한다는 것은 움직임에 대해 단지 생각만 하고 있거나 아니면 그렇게 움직여야만 한다는 관념에 휩싸여 있음을 의미한다. 자신의 움직임을 관념적으로만 인지하는 것은 몸을 변화시키는 데 별 도움이 안 된다. 잃어버린 운동감각 인지 능력은 빠르게 되돌아 오지 않는다. 강압적으로 되돌리려 해도 잘 되지 않으며 약물을 복용한다고 해서 정상 상태로 회복 되지도 않는다. 운동감각 인지 능력을 되찾는 것은 배움의 과정learning process이기 때문이다.

인지 탐험 1.

바닥에 등을 대고 눕는다. 허리와 바닥 사이에 있는 공간을 감지해보라. 허리에 아치 또는 커브가 생기는 것은 자연스러운 현상이다(그림 5-2 참조). 이제 천천히 양쪽 무릎을 굽혀 발바닥이 지면과 나란하게 하라. 무릎을 굽혀 세우는 과정에서 골반의 위치가 어떻게 변하는지 그리고 허리가 어떻게 평평해지는지 느껴보라. 다리를 쭉 뻗고 있을 때 골반과 허리의 상태와 무릎을 굽혔을 때의 골반과 허리의 느낌을 명확히 감지할 수 있을 때까지 여러 번 반복하라.

이제, 무릎은 굽히고 발바닥은 지면과 평평한 상태로 둔다. 그런 다음 의도적으로 허리에 천천히 아치를 증가시켜보라. 이때 꼬리뼈가 지면에 닿도록 한다. 허리 근육이 수축하면 허리에 아치가 생기는 것을 느낄 수 있는가? 허리의 아치가 커질 때 골반 전체가 어떤 방향으로 움직이는지 감지하라.

다음으로, 골반을 반대 방향으로 움직여 허리가 지면을 누르고 꼬리뼈가 위로 올라가도록 하라. 이 과정에서 허리에 아치를 만드는 동작을 할 때 수축하던 허리 근육이 이완되면서 복부 근육이 수축하게 된다. 특히 복직근(배곧은근)이 수축하면서 허리가 바닥을 누르게 된다(그림 5-4 참조). 양손을 복부에 올린 상태에서 시행하면 복직근이 수축하는 것을 감지할 수 있을 것이다. 복직근이 수축하면 허리의 아치는 평평해진다.

　허리에 아치를 증가시키면서 허리 근육을 수축하고, 허리로 바닥을 누르면서 복직근을 수축하는 동작을 여러 번 반복하라. 허리 근육이 수축하면 복부의 근육은 이완되며 반대도 마찬가지다.

2
운동감각: 여섯 번째 감각

발이 자신을 느끼려면 땅에 닿아야 한다.
-붓다

시각, 청각, 후각, 미각, 촉각을 오감이라고 하며 인간은 이 오감을 통해 자신의 몸과 주변 환경에 대한 정보를 얻는다. 어둠과 빛, 더위와 추위, 시끄러움과 고요함, 달콤한 맛과 짠 맛, 딱딱함과 부드러움, 이 모든 자극은 감각 기관을 통해 감지된다. 운동감각은 근육, 관절, 그리고 움직임 때문에 발생하는 감각이다. 운동감각은 전통적으로 접촉감각의 일부로 간주되었다. 하지만 이 운동감각은 그 자체로 너무도 광범위하여 나는 이 감각을 인간의 여섯 번째 감각으로 상정한다.

운동감각Kinesthetia은 움직임kines과 느낌aisthesia이라는 의미를 지닌 두 개의 그리스어가 결합된 용어이다. 말 그대로 '움직임을 느끼는 감각'이다. 운동감각을 통해 인간은 자신의 몸 내부를 감지하거나 특정 시각에 몸의 움직임을 인지할 수 있다. 근육의 수축, 긴장, 이완 상태, 몸의 균형 상태, 그리고 공간에서의 위치, 거리, 비율에 대한 정보 모두가 운동감각이다. 운동감각은 이토록 다면성을 지니고 있으면서도 일상적인 활동과 밀접한 관련을 맺고 있기 때문에 몸에서 매우 중요한 역할을 하는 감각이며, 그렇기 때문에 쉽게 무시하는 감각이기도 하다. 다른 감각들과 마찬가지로 운동감각도 어린 시절부터 발달하여 자기 정체성의 일부가 된다. 이 감각은 근골격계에서 중요한 역할을 한다. 또한 비가시적인 감각이기도 하다. 운동감각의 이러한 속성 때문에 건강 분야에서 그 중요도가 종종 간과되는 것인지도 모른다. 하지만 사람들의 자세와 근긴장도를 보면 운동감각 문제를 알 수 있다. 예를 들어, 근위축이나 자동차 사고로 인한 신체 손상 또는 해소되지 못한 감정적 스트레스가 생기면 조직에 압박이 가해진다. 이로 인해 발생한 습관적 근긴장 또는 안 좋은 자세가 근골격계 통증, 심지어 아주 지독한 통증을 일으키는 원인이 된다. 하지만 운동감각에 대한 인지를 높이면 이 모든 문제들을 해결하는데 도움이 된다. 운동감각을 계발시켜 몸을 정확하게 감지할 수 있게 되면, 편안한 상태에서도 움직임이 가능해진다. 다시 한 번 더 강조하자면, 자신의 몸을 정확하게 감지하고 느낄 수 있어야만 편안하게 움직일 수 있다. 그래서 운동감각 인지를 높이는 일은 내가 소개하는 근육재훈련요법의 근간이 된다.

인간은 신경계를 통해 주변 환경을 파악한다. 자신의 몸, 감정, 사고뿐만 아니라 주변 환경의 정보는 모두 감각 기관을 통해 신경계로 전해진다. 따라서 당신이 더 많은 것을 감지하면 할수록, 더 많은 정보에 열린 상태를 유지할 수 있게 될 것이다.

운동감각

운동감각은 뇌에 몸의 위치 정보를 알려준다. 운동감각 수용기는 근육, 건, 그리고 관절에 위치한 신경 수용기의 일종이다. 뇌는 이 운동감각 수용기를 통해 정보를 받아들여 처리한 다음 몸의 위치, 형태, 힘, 긴장도, 이완 정도, 그리고 움직임의 방향을 인식한다. 뇌가 끊임없이 변하는 엄청난 양의 운동감각 정보를 지속적으로 처리하는 것은 마치 '감각으로 이루어진 그림'을 계속 그려나가는 것과 비슷하다. 뇌는 팔다리의 위치, 어깨의 긴장, 발과 허리 사이의 거리, 서 있는지 아니면 누워 있는지에 대한 움직임 정보를 파악해서, 몸의 특정 부분과 전체가 어떤 상태에 있는지에 대한 '그림'을 그린다. 눈을 감고 손을 들어보라. 이때 운동감각 수용기는 지금 무슨 일이 일어나는지 뇌에게 알려준다. 뇌는 손을 들고 있다는 '상' 즉 '그림'을 그리는 것이다. 따라서 운동감각이 없다면 눈을 감고 있는 상황에서 손을 들어올려도 어디에 손이 있는지 뇌가 알 수 없게 된다.

운동감각에 대해 조금 더 이해하고 싶다면 다음 동작을 해보라. 먼저 편하게 양반다리로 앉은 자세에서 양팔은 허리 옆에 늘어뜨려 놓고 양손은 무릎에 올려놓는다. 그런 다음 천천히 오른쪽 팔을 귀 쪽으로 들어올린다. 이 동작을 할 때 목과 오른쪽 어깨 위쪽의 근육 움직임을 느낄 수 있는가? 10초 정도 그 자세를 유지한 후 천천히 내려놓는다. 손을 내려놓을 때 오른쪽 목과 어깨 부위의 근육 느낌이 어떻게 변하는지 확인한다. 팔이 원래 자세로 되돌아오면 그 상태에서 10초 정도 가만히 기다린다. 가만히 있는 상태에서도 여전히 목과 어깨 부위의 근육이 사용되고 있음을 느낄 수 있다. 하지만 이때는 손을 들어 올리고 있을 때보다는 훨씬 힘이 덜 드는 느낌이 든다. 이제 다시 손을 귀 방향으로 들어올려 최대한 높게 뻗는다. 이 과정에서 왼쪽 어깨도 따라서 올라가는지 감지한다. 오른쪽 어깨가 올라가 있는 동안에 왼쪽 어깨는 완전히 이완된 상태를 유지해야 한다. 오른쪽과 왼쪽 어깨 부위의 근육에 가해지는 느낌 차이를 비교해 본다. 이제 양쪽 손을 모두 편하게 이완시킨 후 다시 한번 오른쪽과 왼쪽 어깨의 느낌을 체크한다. 양쪽 어깨를 편하게 이완한 상태인데도 뭔가 오른쪽 느낌이 왼쪽보다 좀 더 이완된 느낌이 들 것이다. 그건 바로 오른쪽 어깨의 운동감각 인지가 높아졌기 때문이다. 의식을 집중하여 근육이 수축하고 이완되는 느낌을 감지했기 때문에 그런 결과가 나타난 것이다.

알고 있든 모르고 있든, 인간은 운동감각을 활용해 몸에 대해 믿을 만한 정보를 얻고 이를 활용해 적절히 움직일 수 있다. 한 자세로 오랫동안 있다가 다리에 쥐가 났을 때, 즉 발이 '마비'되었을 때를 떠올려 보라. 그 상태에서 걸으면 어떤 현상이 일어나는가? 쥐가 나서 뻣뻣한 느낌이 드는 다리로는 걷기가 쉽지 않을 것이다. 하지만 앉아서 손으로 다리를 만져보면 실제로 다리가 딱딱하지는 않다. 단지 뻣뻣한 느낌만 든다. 발의 느낌을 정확히 감지하지 못한다면, 뇌는 다리 근육이 어떤 동작을 해야 하는지 적절한 지시를 내리지 못하게 된다. 그 결과 보행 자체가 어려워진다. 당신이 비록 평생 동안 두 발로 걸어 다녔음에도 불구하고, 오랫동안 '걸어 다녔다는 기억'만으로는 부드럽고 편안하게 걷는 과정에 대한 정보를 뇌에 전달할 수 없다. 뇌가 필요로 하는 것은 바로 지속적으로, 늘 새롭게 전해지는 운동감각 정보이다. 단지 머릿속에 저장된 정보만으로는 보행이 불가능하다. 부드러운 보행을 하기 위해서는 운동감각이 제대로 전해져야만 한다. 운동감각 정보가 운동감각 수용기를 통해 뇌에 지속적으로 공급 되어야만, 뇌는 근육에 움직이라는 신호를 전해줄 수 있다.

다른 예를 하나 더 들어보도록 하겠다. 허리를 굽혀 바닥에 있는 상자를 들어올린다고 상상해보라. 상자를 들어올리는 과정에서 그것의 크기, 형태, 그리고 무게(무게는 움직임에 대한 저항이다)를 느끼게 된다. 이러한 운동감각 정보 덕분에 인체는 부지불식간에 최적의 움직임으로 상자를 들어올리는 방법을 결정한다. 상자 무게를 감지하는 순간 그 무게에 맞추어 적절한 형태의 물리적 힘을 가할 수 있다는 뜻이다. 이제 실제로는 무게가 2kg 밖에 안 나가는데, 20kg이나 나간다고 착각한 상태에서 상자를 들어올린다고 상상해 보라. 당신의 뇌는 20kg 무게에 맞추어 그걸 들어올릴 수 있을 정도의 근력을 갖추게 된다. 이런 상황에서 상자를 들어올리면 지나치게 큰 힘을 가하게 되어 균형을 잃게 될지도 모른다.

많은 이들이 근육은 힘으로 통제된다고 생각한다. 하지만 힘은 실제로는 운동감각에 수반된다. 근육을 통제하기 위해서는 협응coordination과 인도guidance가 필요하다. 그리고 협응과 인도는 운동감각에서 비롯된다. 스키를 타고 있다고 가정해보자. 스키가 빠르게 나아가는 도중에 몸을 비틀고 돌릴 수 있으려면 균형을 제대로 유지해야만 한다. 이때 뇌는 운동감각과 시각 정보를 종합해 어느 순간에 어느 정도로 근육을 수축하고 신장시켜야 하는지에 대한 정보를 전달한다. 이를 통해 균형을 잃지 않고 스키를 즐기게 된다. 근력은 좋은데 운동감각이 부족하다면 어떻게 될까? 공간 안에서 몸을 인도하는 능력과 협응 하는 능력이 부족하다면 근력이 아무리 좋아도 균형을 잃게 될 것이다.

운동감각 인지

운동감각 수용기는 쉬지 않고 활동한다. 우리가 비록 운동감각 수용기가 하는 일을 극히 일부만 인지하고 있다 할지라도, 뇌는 거의 무의식 레벨에서 운동감각 정보를 받아서 처리하는 일을 하며 이를 끊임없이 전달한다. 예를 들어, 걸을 때 뇌는 몸을 움직이는데 필요한 모든 운동감각 정보를 활용한다. 하지만 우리가 인지하지 못하는 영역에서는 아주 빠른 속도로 엄청난 양의 정보가 전달된다. 우리는 이 중에서 가장 강하고 도드라진 정보만을 매우 한정된 시간 안에 인지할 뿐이다.

대부분의 운동감각은 자동적으로 전해지며 이는 매우 자연스럽고도 정상적인 과정이다. 어떻게 운전해야 할 지 별다른 노력도 하지 않은 채 다른 생각을 하면서도 큰 어려움 없이 운전을 했던 경험이 있는가? 목적지에 도착해 보니 거기까지 오는 도중에 어떤 경로를 거쳐서 왔는지 기억이 나지 않았던 적이 있었을 것이다. 교통이 혼잡한 곳에서 멈추었던 기억, 다른 차들을 지나쳐 왔던 일, 또는 교차로에서 차를 회전시켰던 것이 기억에 남아 있지 않는데, 사고를 당하지도 않고 어떻게 이런 일을 할 수 있었을까? 시각 정보와 운동감각 정보가 인지하지 못하는 중에도 끊임없이 뇌로 전해졌기 때문이다. 익숙한 길을 따라 운전할 때 작용하는 움직임 패턴이 신경근 시스템 깊은 곳에 각인되어, 마치 복잡한 구조를 지닌 로봇이 정보를 처리하듯, 운전에 필요한 동작을 통제할 수 있어서 이런 일들이 가능했던 것이다.

비록 운동감각이 무의식적인 영역에서 작용하기는 하지만, 이 운동감각 입력 신호를 의도적으로 활용해 움직이는 기술을 향상시킬 수 있다. 바로 '주의 집중'이 이를 가능케 한다. 언덕 밑에 비스듬하게 생긴 오솔길을 따라 산책하고 있는 모습을 떠올려 보라. 이 오솔길은 오른쪽으로 약간 기울어져 있어서 발을 통해 이를 감지할 수 있다. 당신 몸에 있는 운동감각 수용기는 왼발과 오른발이 평행하지 않다는 정보, 그래서 몸이 약간 오른쪽으로 기울어지는 느낌, 또 양쪽 발바닥의 수평이 맞지 않다는 정보 등을 끊임없이 모은다. 이렇게 모은 운동감각 입력 신호가 충분히 강력하다면, 뇌는 발 밑의 땅이 기울어져 있음을 알아채게 된다. 당신이 이 정보에 '주의 집중'을 하여 의도적으로 발과 다리를 기울어진 면에 자신을 적응시킨다면 몸의 움직임을 개선시킬 수 있다. 앞의 예에서 보았듯, 비록 몇 시간 동안 운전을 하거나 걸으면서도 주의 집중을 하지 않으면 몸에서 일어나는 일들을 인지하지 못할 수도 있다. 하지만 지금 느껴지는 것들에 '주의 집중'을 하게 된다면, 뇌는 현재 일어나는 일들에 대해 더 나은 정보를 받아들일 수 있다. 이를 통해 비탈길에서 쉽게 넘어지지 않게 된다. '주의 집중'을 통해 운동감각 인지 능력이 좋아질수록 더 안정적이고 편안하게, 그리고 이완된 상태로 움직일 수 있다는 뜻이다.

보통 상황에서 '주의'는 이리저리 떠다니며 무질서한 운동감각 정보를 대충 모으는 경향이 있다. 하지만 특정 순간에 몸 전체의 운동감각을 모두 감지할 수는 없다 해도 원하는 곳에 주의를 집중하면 그 부위를 감지할 수 있다. 대부분의 사람들은 이런 일들을 자연스럽게 할 수 있다. 또 그럴 수 있어야 건강한 몸이다. 예를 들어, 내가 이 글을 쓰는 중에 오른 발가락을 긴장하고 있다는 사실을 인식하지 못하고 있을 수도 있다. 오랫동안 습관적으로 글을 쓸 때 발가락을 긴장하고 있었지만 누군가가 이를 지적해 주기 전까지는 모르고 지나칠 수 있다. 그런데 나는 오른 발가락에 주의를 기울여 발 근육의 긴장 상태를 느낄 수 있다. 이렇게 원하는 부위에 주의를 집중하는 일은 매우 단순하며, 어려운 일은 아니다. 그런데도 많은 사람들이 자신의 운동감각을 명료하게 느끼지 못한다.

운동감각 기능장애

운동감각이 심하게 왜곡된 사람은 공간 안에서 자기 위치를 정확히 감지하지 못한다. 심지어 원하는 부위에 직접적으로 주의 집중을 하고 있는 중에도 자신의 근육이 수축하고 이완하는 정도를 알아채지 못하는 경우가 많다. 이러한 현상은 신경 손상 때문이 아니라 운동감각에 대한 감수성 저하로 인해 발생한다. 알렉산더F.M. Alexander는 이를 쇠락한 운동감각debauched kinesthesia이라 했고, 토마스 한나Thomas Hanna는 감각운동기억상실증 Sensory-motor amnesia으로 표현했다. 나는 이를 운동감각 기능장애kinesthetic dysfunction라 부른다. 왜냐하면 이런 현상은 말 그대로 '운동감각에 대한 인지 기능장애'라고 할 수 있기 때문이다. 운동감각 기능장애는 운동감각을 정확하게 인지하지 못하는 현상이며, 이러한 문제를 갖고 있는 사람은 의도적으로 주의 집중을 해도 운동감각을 잘 느끼지 못한다. 내 전문가적인 견해로 볼 때 운동감각 기능장애를 지닌 사람들은 대부분 근육통을 겪고 있다. 그런데도 많은 이들이 근육통과 감각운동 기능장애 사이의 관계를 잘 모르고 있으며, 이들을 연관지어 생각하는 데도 익숙하지 않다.

만일 당신이 운동감각 기능장애를 지니고 있다면 특정 근육을 수축하고 이완하는 행위를 정확하게 느끼지 못하게 된다. 결과적으로 긴장된 근육은 긴장된 상태로 계속 남아 있다 얼마 안 가서 근육통으로 이어진다. 운동감각 인지가 기능장애 상태로 남아 있다면 자신의 몸을 바르게 움직이고 활용하는 방법을 계속 잃어가게 될 것이다.

나이가 들수록 몸이 점점 뻣뻣해지고 유연성이 떨어지는 것을 보고, 이를 노화 과정에서 어쩔 수 없이 생기는 문제로 받아들이는 사람들이 많다. 하지만 이런 현상은 노화aging process가 아니라 운동감각 인지 능력이 감소하면서 점차적으로 습관적인 근긴장habitual muscle tension이 증가해서 생긴 일이다. 사람들은 운동감각 기능장애 때문에 생긴 문제를 근육이 찢기거나 관절염으로 인해 몸에 물리적인 손상이 생겼다고 착각한다. 실제로는 물리적인 신체 손상이 조금도 없는데도 말이다. 운동감각 기능장애가 있는 사람이 부상을 입으면 문제는 더욱 심각해진다. 부상으로 인해 발생하는 문제보다 더 많은 근육 문제가 발생하기 때문에, 자신이 앓고 있는 통증이 그 부상으로 인한 것인지 아니면 다른 문제 때문인지 혼란에 빠지기도 한다.

운동감각 기능장애는 신경 손상이나 부상 때문에 발생하는 것이 아니다. 오히려 운동감각 수용기를 통해 전지는 운동감각 신호를 받아들이는 방식에 문제가 생긴 것이다. 이러한 운동감각 기능장애를 교정하는 두 가지 방법이 있다. 하나는 새로운 감각 입력new sensory input을 하는 것이고, 또다른 하나는 의도적으로 주의 집중willingness to pay attention을 하는 것이다.

운동감각이 희미해지는 이유

오랫동안 별다른 변화 없이, 동일한 자극이 비슷하게 지속적으로 가해지면 그 감각을 인식하는 방식 자체가 바뀐다. 같은 자극이 반복적으로 가해지면 신경계가 이에 적응하기 때문이다. 이러한 예는 일상 생활에서 수도 없이 관찰할 수 있다. 예를 들어, 많은 이들이 집에 있는 냉장고에서 나는 소리가 시끄러운데 이를 잘 알아채지 못한 경험이 있을 것이다. 신경계가 오랫동안 냉장고 잡음에 적응했기 때문에 그렇게 된 것이다. 다시 말하면, 잡음이 있는 상황에 익숙해져 시끄럽다는 느낌이 차단된 것이다. 그러다 냉장고 소리가 갑자기 멈추면 귀로 들어오는 소리 신호가 바뀌면서 고요한 상태를 즉각 알아차리게 된다.

어렸을 때 가족들과 여행을 간 적이 있다. 목적지까지 가는 중에 작은 공장이 있는 마을을 지났는데, 공장에서 나오는 유황 냄새가 마치 썩은 계란에서 풍기는 악취처럼 차 안으로 스며들어 왔다. 그 악취 때문에 차 뒷좌석에 앉아 있던 나는 거칠게 숨을 몰아 쉬어야 했다. 그런데 마을에 있던 사람들은 마치 아무 일도 없는듯 돌아다니며 끔찍한 냄새를 견디고 있는 것처럼 보였다. 찌푸린 표정 하나 없이 걸어 다니는 마을 사람들을 보면 아무 냄새도 못 맡는 것 같았다. 우리 가족은 그 마을에서 몇 시간 머물며 점심을 먹었다. 점심을 먹는 짧은 시간 동안 유황 냄새에 익숙해졌는데도 그 사실을 알아채지 못했다. 그러다 차를 타고 다시 마을을 떠나는 순간 갑자기 공기가 바뀌며 정상으로 돌아왔음을 알아챘다. 보이지 않는 유황 구름 밖으로 차를 몰고 빠져 나오게 된 것이다.

강렬한 냄새에 익숙해지거나 냉장고 잡음에 적응하는 현상은 신경계가 단조롭게 반복되는 자극에 어떻게 반응하는지 잘 보여주는 사례이다. 지루한 자극이 반복적으로 가해지면 신경계는 그 자극을 감지하지 못하게 된다. 또 다른 예가 있다. 아침에 셔츠를 입을 때 처음에는 등에 닿는 옷의 느낌을 명확하게 인지하게 되는데, 얼마 지나지 않아 셔츠를 입은 느낌이 없어졌던 경험이 있을 것이다. 등 뒤쪽 피부에 있는 감각 수용기가 자극에 익숙해지며 셔츠 감각을 더 이상 인지하지 못하게 된 것이다.

셔츠가 등에 닿는 느낌이 줄어드는 일은 해로운 게 아니다. 하지만 운동감각 인지가 무뎌지는 것은 건강과 웰빙에 해로울 수 있다. 근육이 긴장되거나 관절이 압박 받게 되면 운동감각 인지가 떨어지게 된다. 시간이 지날수록 이렇게 변화 없고 단조로운 운동감각 입력 신호에 적응되면 현재 몸에서 일어나는 일들에 대한 감수성이 줄어들어 인지 능력이 줄어들게 된다.

운동감각 인지가 줄어들면 기능장애로 발전한다.

뇌가 운동감각을 자동적으로 조절하는 기전에 대해서는 이미 앞에서 설명했다. 이런 기전이 '자동적'으로 일어나는 것과 신체의 특정 부위에 대한 운동감각 인지 능력이 줄어드는 것 사이에는 어떤 연관성이 있는 걸까? 문제는 바로 운동감각을 수의적으로 인지하지 못하게 되어 신경근 시스템의 자동 감지 능력이 떨어진 것에 있다. 결국 뇌는 근육을 올바르게 이완시키지 못하는 상태가 된다. 예를 들어, 우리가 복부에 있는 근육의 움직임을 제대로 감지하지 못하면, 운동을 하거나 일어서고 걸어 다닐 때 복부 근육이 제대로 기능하지 못하게 된다. 사람들은 복부 근육이 온전히 기능하지 못하는 상태를 보통, 해당 근육이 '약화'된 것으로 오해한다.

나는 자신의 근육을 명확히 인지하지 못해 신경근 시스템 기능이 저하된 수백 명의 환자를 치료해 왔다. 항상 근육이 긴장되어 있어 몸의 움직임이 떨어지게 되면 운동감각이 반복적으로 자극을 받게 되고, 이로 인해 신경근 시스템은 근육을 효율적으로 활성화시키거나 활용하는 능력을 잃을 수 있다. 각각의 근육이 해당 기능을 제대로 발휘하기 위해서는 그 근육을 지배하는 신경근 시스템에 정확한 운동감각 정보가 입력되어야 한다. 운동감각 기능장애가 어떻게 일어나는지에 대해서는 정확히 밝혀지지 않았다. 하지만 운동감각 기능장애는 확실히 존재한다. 운동감각을 정확히 인지하지 못해 기능장애 상태가 되면, 신경근 시스템은 근육을 통제하거나 올바른 근육 톤을 유지하며 신체 균형을 유지하는 기능을 수행할 수 없게 된다.

운동감각 기능장애는 통증, 상해, 신체 부정렬, 또는 지속적인 정신적 스트레스로 인해 만성 근긴장을 지닌 사람에게 매우 흔하게 나타나는 문제이다. 하지만 그 상태를 겉만 봐서는 제대로 알 수 없다. 엑스레이나 자기공명영상, 혈액검사, 신경전도검사, 또는 근육검사로도 확인할 수 없다. 운동감각 기능장애는 오직 해당 문제를 지닌 사람에게 자신의 근육을 이완하고 움직일 수 있는지, 자신의 근육 움직임을 실제로 제대로 인지하고 있는지 물어보고 대답을 듣는 과정을 통해서만 확인할 수 있다.

운동감각 기능장애란 인지력 상실a lack of awareness 상태이다. 그런데 인지하지 못하고 느끼지 못하면 운동감각 기능장애가 자신의 몸에 있다는 사실을 알 수 없다. 자신이 느끼지 못하는 것을 어떻게 일어난다고 인정할 수 있겠는가? 이게 바로 운동감각 기능장애를 다루는 데 있어 가장 근본이 되는 난관이다. 우리는 자신의 근육이 어느 정도의 감각운동 기능장애를 지니고 있으며 통제력이 상실되어 있는지 정확히 감지하지 못하기 때문에, 이로 인해 근육 통증이 일어나는 이유도 정확히 알 길이 없다.

근육통과 운동감각 기능장애의 관계; 할Hal

운동감각 기능장애 때문에 근육통을 잔뜩 안고 살던 사람을 내가 처음으로 치료했던 때가 생각난다. 할Hal이라는 이름을 지닌 30대의 활기찬 남자가 있었는데, 그의 등 전체엔 척추 양측면을 따라 통증이 잔뜩 생겨 있었다. 그를 진단했던 의사는 강직성 척추염일지 모른다고 진단 내렸다. 이 질환은 척추 마디가 점진적으로 하나로 융합되는 퇴행성 척추질환의 일종이다. 혈액 검사를 해보니 강직성 척추염을 지닌 환자들에게서 보이는 특정 인자가 검출되었다. 강직성 척수염을 지닌 사람들 모두에게서 이와 같은 혈액 인자가 검출되는 것은 아니다. 하지만 의사는 그가 보이는 증상과 혈액검사 결과로 그러한 진단을 내릴 수 있다고 했다. 할은 자신의 척추에 퇴행성 변화가 일어나고 있다는 사실을 믿고 싶지 않았다. 그래서 다른 의사를 찾아갔더니 근육 문제 때문에 그런 현상이 생길 수도 있으니 다른 요법을 받으면 도움이 될 수 있다는 말을 들었다. 그래서 나와 약속을 잡고 찾아오게 된 것이다.

할은 정말 급한 성격을 지닌 사람이었다. 생각은 빠르고, 움직임은 신속했으며 또한 효율적이었다. 첫 번째 세션을 할 때, 나는 할에게 정밀한 동작을 가르쳤는데, 그는 내가 가르친 대로 정확히 잘 따라했다. 하지만 모든 동작이 매우 빨랐다. 할에게 자신의 등 근육 움직임을 느끼면서 동작을 할 수 있겠냐고 물었더니 그는 이미 그렇게 움직이고 있다고 했다. 할은 자신이 생각하기에는 정확히 자기 몸 근육의 움직임을 느끼며 동작을 하고 있다고 여겼으며, 자신이 지금까지 운동선수로 살아왔고 등의 통증이 그렇게 심해지기 전까지는 달리기 선수였다는 사실을 알려주었다. 나는 이러한 주제에 대해 더 이상 언급을 삼가고 그에게 등 근육과 복부 근육을 활용해서 할 수 있는 기초적인 마루 운동 몇 가지를 알려주었다.

다음 세션 약속은 일주일 후에 있었다. 두 번째 세션에서 할은 자신이 등 근육의 움직임을 이전보다 더 잘 느끼지 못하게 되었다고 실토했다. 사실 내가 가르쳐준 운동을 하다가 그의 등이 더 자극을 받았을 수도 있다. 하지만 할은 그 정도 통증은 아무런 문제가 안된다고 여겼다. 자신이 예전에 운동을 할 때면 항상 등에 통증이 있었고 그 정도로 작은 통증은 지나치곤 했다. 나는 할에게 정확하게 동작을 하면 통증이 일어나서는 안된다고 설명해주었다. 동작에 맞추어 알맞은 타이밍에 근육이 이완되지 않고 긴장되어 있으면 통증이 일어나게 된다. 할이 운동을 할 때 통증을 느낀다는 사실로부터 나는 그가 운동을 지나치게 강압적으로 하고 있을지도 모른다는 생각을 하게 되었다. 그래서 나는 내가 보는 앞에서 모든 동작을 해보라고 요청했다.

할은 가르쳐준 동작을 그대로 시연했다. 나는 그에게 동작을 하는 동안 등 근육의 움직임을 정확히 감지하고, 동작을 하지 않는 동안 이완할 수 있는지 물었다. 할은 약간 화난 억양으로 "물론이죠"라고 대답했다. 나는 그가 하는 동작이 적어도 일시적인 통증 감소로 이어지지 않는다는 사실에 당혹스러웠다.

이번엔 알려준 동작 중 하나를 한번 더 반복해보라고 했다. 그런데 두 번째 시도에서 그의 움직임이 조금 빨라지는 것을 보고는 가능한 느리게 움직여보라고 요청했다. 그가 움직이는 속도를 늦추자 등 근육의 움직임이 좀 더 자세히 보였다. 그런데 내가 보기에 동작 사이에 근육 이완이 완전히 일어나지 않는 것 같았다. 동작과 동작 중간의 쉬는 시간에 근육이 이완 되는 것이 이 운동의 핵심이다. 그래서 나는 할에게 한 동작을 한 후 몇 초간 근육을 의도적으로 이완해보라고 했다. 다시 한번 느리게 동작을 한 후에, 할은 자신의 등 근육이 동작 후 곧바로 이완되지 않고 몇 초가 지난 후에야 이완되는 것을 느낄 수 있다고 말했다. 나는 그에게 다음 동작으로 넘어가기 전에 등 근육이 완전히 이완될 때까지 인내심을 가지고 기다려보라고 했다. 그러자 할의 움직임이 눈에 띄게 느려졌다.

이쯤 되자 할의 인지 능력에 뭔가 변화가 일어났다. 할은 이제 자신의 움직임을 좀 더 선명하게 느낄 수 있다고 했다. 이전에 잘 느꼈다고 여겼던 것이 사실은 전혀 그렇지 못했음을 깨달았던 것이다. 자신은 등 근육을 이완하고 있는 것 같은데 내가 왜 그렇게 이완을 강조하는지 이해를 못했던 것이다. 등을 신전하는 동작을 이런 방식으로 몇 분 하고 나자 가동범위가 두 배 정도 증가했다. 할은 이전에 비해 훨씬 통제된 동작을 하게 되었다. 세션이 끝나자 그는 일어나서 더 이상 등이 아프지 않다고 말하며 기뻐했다.

이후에도 몇 번 더 할에게 조금 더 정확한 동작과 인체 정렬 테크닉을 가르쳤다. 그는 다시 에어로빅 운동을 시작하게 되었고 등의 통증에 시달리지 않았다. 6개월 후 난 우연히 해안가를 지나다 조깅을 하는 할을 보게 되었다. 얼굴 한가득 미소를 머금고 내게 뛰어온 할은 가르쳐준 운동을 아직도 계속 하고 있다고 했다. 또한 달리기를 다시 할 수 있게 되었으며 더 이상 등의 통증에 시달리지 않는다고 즐거워 했다.

나는 사건의 원인을 탐구하는 것을 좋아한다. 할에게 일어난 놀라운 일이 단지 우연은 아니다. 뭔가 놀랄만한 일이 일어났고 나뿐만 아니라 할도 그 사실을 알고 있다. 하지만 할에게 일어난 일이 정확히 무얼까? 할의 움직임이 갑자기 개선되었지만 그렇다고 해도 그의 등 근육의 근력이 몇 분만에 두 배로 증가해서 이전보다 훨씬 강해졌다고 볼 수는 없다. 할을 괴롭히던 만성통증이 등 근육 이완 때문에 없어졌거나 또는 스트레칭을 해서 없어진 것은 아니다. 할은 나를 만나기 전에도 몇 달 동안 등 근육 스트레칭 운동을 이미 했었다. 하지만 그때의 스트레칭은 그의 문제를 개선시키는 데 아무런 도움이 되지 못했다.

할이 나에게 찾아와서 배운 인지운동과 그가 이전에 배운 다른 종류의 스트레칭 운동의 차이점은 무엇일까? 가장 중요한 차이점은 바로 그가 동작을 한 '방법'에 있다. 그는 운동감각 인지력을 더욱 높이는 방법으로 동작을 했기 때문에 변화가 일어난 것이다. 느리게 움직였기 때문에 할은 자신의 동작에 좀 더 주의를 기울일 수 있게 되었고, 평상시보다 더욱 의도적으로 움직이게 되었다. 이런 식으로 움직이는 것은 할에게 매우 낯선 방식이었다. 그렇기 때문에 의도를 가지고 느리게 움직이는 운동을 통해 이전과는 다르고 또 새로운 운동감각 정보가 뇌로 전달되었다. 이 운동감각 정보가 신경근 시스템을 가동시켜 등 근육을 좀 더 효과적으로 통제할 수 있게 유도 했고, 그 결과 등 근육의 가동범위가 갑자기 증가한 것이다. 운동감각 인지력의 변화가 할의 등 통증 문제를 해결한 원인이었다.

할뿐만 아니라 많은 사람들을 치료하면서 근육통을 바라보는 나의 관점은 크게 바뀌었다. 나는 잘 움직여야 운동감각이 개선된다는 생각을 했었다. 훈련된 댄서나 운동선수들을 보면 그런 생각이 들기 때문이다. 하지만 할과 같은 이들의 문제를 해결하는 경험을 통해 운동감각이 좋으면 움직임이 개선될 수 있다는 사실도 알게 되었다. 다시 말해, 운동감각을 개선하는 것은 효율적인 움직임의 원인이면서 결과도 된다는 뜻이다. 운동감각이 좋으면 근육을 좀 더 능숙하고 효율적으로 움직일 수 있다. 따라서 운동감각 인지를 높이면 근육을 비효율적으로 사용했기 때문에 생긴 근육통을 완화시킬 수 있다. 나에게 찾아온 환자들 중 대다수가 자신의 몸 특정 부위에 생긴 근골격계 통증을 없앨 수 있었던 이유이다.

근육을 '활용'하는 감각 느끼기

어떤 근육에 운동감각 기능장애가 있는지 파악하기 위해 흑마법까지 동원할 필요는 없다. 숙련된 소마틱스 분야 전문가라면 해당 근육을 활용活用, effort해서 할 수 있는 동작을 시킨 후 어떤 느낌이 드는지 단순히 질문하는 것만으로도 운동감각 기능장애 여부를 정확히 판별할 수 있다. 해당 근육을 활용해서 동작을 하는지 아니면 그렇지 못하는지, 그 근육을 활용해서 동작을 한다면 제대로 '인지' 하면서 하는지 평가할 수 있기 때문이다.

헬렌Helen이라는 이름을 지닌 여성을 치료했던 사례를 소개하고자 한다. 그녀는 만성요통을 앓고 있었다. 첫 세션에서 나는 그녀를 매트 위에 엎드린 상태로 눕혀 오른쪽 다리를 들어보게 한 후 허리 근육의 운동감각 인지 상태를 평가해보았다. 엎드린 상태에서 한쪽 다리를 들기 위해서는 허리 근육이 '활용'되어야 한다. 관찰해보니 헬렌은 허리 근육을 활용해 오른 다리를 들어올리고 있는 것처럼 보였다. 그래서 그녀에게 오른 다리를 들 때 어떤 근육을 활용해서 드는 것 같은지 물어보았다. 그녀는 자신의 허리 근육을 활용해 동작을 하고 있다는 사실을 느끼지 못했다. 그래서 나는 손을 그녀의 허리에 댄 상태에서 다시 동작을 시켜보았다. 마찬가지로 헬렌은 허리 근육을 활용해 다리를 드는 느낌이 들지 않는다고 했다. 내가 전달하는 근육 '활용'의 개념을 그녀가 정말 아는지 모르는지 확인하기 위해 다시 한번 오른 다리를 들 때 자신의 몸에서 어떤 부위가 활용되는 것 같은지 물어보았다. 그러자 헬렌은 엉덩이와 허벅지 뒤쪽 근육이 활용되어 동작이 일어난다고 대답했다. 다리를 들어 올릴 때 엉덩이와 허벅지 근육도 활용된다. 확실히 헬렌은 내가 말하는 근육 '활용'의 개념은 알고 있었다. 하지만 허리 근육을 활용해 다리를 들어올리는 것은 느끼지 못하고 있었다.

　헬렌은 자신이 이렇게 단순한 감각도 제대로 느낄 수 없다는 사실을 깨닫고 화가 났다. 알려주지 않았더라면 몰랐을 사실을 이토록 '크게' 밝혀줘서 오히려 걱정이 늘었다고 투덜댔다. 나는 요통을 없애고 싶은데도 허리 근육의 움직임을 감지하지 못한 채로 지내면 '크게' 문제가 될 수도 있지만 이제 어렵지 않게 교정할 수 있으니 걱정할 것 없다고 안심시켰다. 그런 다음 헬렌은 내가 가르쳐준 동작과 신체 정렬 테크닉을 활용해 정상적인 운동감각 인지를 빠르게 되찾게 되었다. 여덟 번의 세션을 받은 후 그녀의 만성요통은 사라졌고 문제가 생겼을 때 운동감각 인지력을 개선시켜 해결하는 방법도 배우게 되었다.

　나는 운동감각 기능장애에 시달리는 수많은 사람들을 관찰해왔다. 때로는 수년 동안 지속되던 문제도 운동감각 인지를 높이는 동작들과 수기요법을 통해 교정할 수 있었다. 어떤 사람은 몇 분 만에도 교정이 일어났지만 또 어떤 사람은 몇 주 또는 몇 개월이 걸리기도 했다. 하지만 교정이 모두 끝나고 운동감각을 개선시키는 방법을 배운 사람들을 두 번 다시 교정한 적은 거의 없었다.

운동감각 기능장애: 사례 연구

어떤 사람들은 '운동감각 인지'가 인체에 있어서 너무도 단순하고 기본적인 것이라서 복잡한 통증 문제에 접근할 수 있는 대안이 될 수 없다고 생각한다. 하지만 운동감각 인지는 문제의 완벽한 대안이거나 부분적인 대안일 수도 있으며, 때론 전혀 아무런 대안이 되지 못할 때도 있다. 운동감각 인지가 인체에서 이토록 단순하지만 근본적인 역할을 한다는 사실이야말로 근골격계 문제 해결에 핵심 요소라는 방증이다. 따라서 그 중요성을 간직한 채로 복잡한 치료를 하기 전에 건강한 운동감각 인지를 회복시키는 게 더 합리적인 접근이다.

운동감각 기능장애에 따른 전형적인 환자 유형 세 가지를 소개하기로 한다. 운동감각 기능장애는 매우 흔한 문제이다. 가끔씩 나타나는 문제가 아니라, 허리, 목, 엉덩이처럼 근육 관련 통증이 매우 흔한 부위에 자주 나타나는 문제이다.

통증 사이클: 스티브Steve

운동감각 기능장애가 생기면 보통 통증이 동반된다. 근육이 긴장되면 통증으로 이어지고, 통증이 생기면 움직임이 제한되는데, 이때의 움직임 제한으로 운동감각 기능장애가 생긴다. 운동감각 기능장애가 생긴 사람은 근육을 제대로 활용하지 못하며, 근육을 올바로 활용하지 못했을 때의 근육 긴장은 이전보다 높아지고, 동시에 통증은 더욱 자주 발생한다. 이렇게 운동감각 기능장애, 근육 긴장, 근육 활용 중 어느 요소에 문제가 발생하더라도 통증이 유발될 수 있으며, 특수한 조치가 취해지지 않으며 이 사이클은 멈추지 않고 지속된다. 운동감각 인지를 높이는 것은 이러한 통증 사이클을 멈추게 할 수 있는 핵심 요소이다.

스티브는 이러한 통증 사이클이 활성화된 대표적인 사례이다. 내게 찾아왔을 때 그의 나이는 34세였으며, 허리 근육에 긴장과 통증을 잔뜩 안고 있었다. 스티브는 고등학교 때 미식축구를 하다 등 근육을 다쳤으며, 이후로 항상 등에 통증을 지닌 채 살아가야 한다고 체념한 상태였다. 게다가 아파서 운동도 예전처럼 할 수 없었다. 그는 자신이 어떤 운동을 하더라도 허리 전체를 뻣뻣하게 한 자세에서 움직이고 있다는 사실을 인지하지 못했다. 스티브의 허리 근육 긴장은 점차 심해져 이전에 자신이 허리와 엉덩이를 어떻게 움직이며 살았는지 더이상 기억할 수도 없는 상태가 되었다. 격하게 움직이지 않고 있으면 날카롭게 찌르는 통증이 느껴지지 않다 보니 그의 허리 움직임은 더욱 줄어들었다. 하지만 허리에 큰 통증이 없는 대신 뻣뻣한 느낌과 얕은 통증은 계속 갖고 살아야 했다.

등 근육이 항상 움직임을 제한하다 보니 스티브의 뇌는 운동감각 입력을 제대로 못 받고 있었다. 결과적으로 움직임의 다양성이 줄어든 것이다. 마당에 떨어진 나뭇잎을 청소하거나, 계단을 오르거나, 또는 의자에 앉는 동작을 하는 중에도 늘 긴장된 등 근육 때문에 스티브의 뇌엔 운동감각 신호가 적게 전달될 수밖에 없었다. 그의 신경계는 이러한 상태에 적응하게 되었다. 다시 말해 근육을 활용하는 감각이 뇌에 적게 전달되어 운동감각 정보가 단조롭게 형성되었으며 결국 운동감각 기능장애를 갖게 된 것이다. 이로 인해 스티브는 자신의 허리 근육에서 정확히 무슨 일이 일어나는지 감지할 수 없게 되었다. 오직 통증과 경직된 느낌만 받게 된 것이다. 자신의 근육이 어떻게 활용되는지 인지하기 위해서는 정확하고 다채로운 운동감각 자극이 뇌에 전해져야 한다. 하지만 스티브의 허리는 그러지 못했다. 움직일 때 스티브의 허리 근육은 제대로 활용되지도 못하고 정상적으로 이완되지도 못했다. 하루 종일 긴장된 상태를 유지하고 있었던 것이다.

스티브는 운동감각 기능장애로 인해 자신의 등 근육에 접근해 활용하는 능력을 잃게 되었다. 그리고 그의 몸에 있는 다른 근육이 보상 작용을 하며 뻣뻣해진 등 근육의 기능을 대체하고 있다는 사실도 깨닫지 못했다. 보상이 생긴 근육이라고 해서 골반과 허리를 효율적으로 움직이지 못하는 것은 아니지만 이 과정에서 다른 형태의 통증이 발생하게 되었다. 결국 스티브는 허리를 넘어 다른 곳까지 통증을 느꼈다. 통증이 증가하니 허리의 근육은 더욱 단축되고 허리 자체는 더욱 뻣뻣해졌다. 그 결과 운동감각 기능장애도 심화되었다.

긴장, 통증, 운동감각 기능장애가 악순환하고 있는 스티브 몸의 문제를 어떻게 하면 해결할 수 있을까? 자세히 관찰해보니 스티브는 허리와 엉덩이를 하나의 덩어리처럼 움직이고 있었다. 허리에서 전혀 비틀리는 움직임이 보이지 않았던 것이다. 습관적으로 그는 항상 허리를 긴장하고 있었다. 그래서 긴장이 없었더라면 충분히 허리와 엉덩이를 움직이기 위해 작용했을 근육이 제대로 활용되지 못하고 있었다. 나는 스티브에게 운동감각 기능장애를 해결할 수 있는 근육재훈련요법을 알려주었다. 그는 내가 알려준 체계적인 운동법과 신체정렬테크닉을 매일 스스로 연습했는데, 오래지 않아 항상 긴장, 통증, 피로를 일으키던 허리 부위 근육의 움직임을 인지할 수 있게 되었다. 긴장과 피로 때문에 통증이 발생한다는 사실을 단지 머리로 아는 것과 운동감각을 활용해 인지하는 것은 다른 일이다. 스티브는 자기 몸의 특정 부위에 긴장이 있다는 사실을 알고는 있었지만 이때의 앎은 단지 머릿속에 존재하는 생각에 불과했다. 따라서 이런 형태의 앎은 몸을 변화시키는 데 아무런 도움이 되지 못한다. 그는 자신의 허리 근육이 지속적으로 긴장하고 있다는 사실을 감지하지 못했다. 그래서 통증과 긴장을 제거하지 못했던 것이다. 주기적으로 마사지와 카이로프락틱을 받은 것은 그나마 통증을 조금이라도 감소시켰고 스티브의 일상을 '견딜만한' 상태로 만들었다. 하지만 이런 형태의 기법들로는 잠재된 운동감각 기능장애에 근본적인 접근을 하지 못한다. 그런데도 스티브는 이러한 사실을 나에게 찾아오기 전까지는 전혀 모르고 있었다.

12번의 세션을 받으며 의식적으로 몸을 움직이는 운동을 스스로 하고 나서 스티브는 내게, "자신의 삶이 통증 때문에 영향을 받지 않게 되었다"고 말해주었다. 그는 자신의 근육을 스스로 재훈련 시켜 이완시키는 방법을 통해 악순환 하는 통증 사이클을 깨트리게 된 것이다. 스티브는 내게 한 달 이상 카이로프락틱을 받지도 않았고 더이상 카이로프락틱 전문가가 없어도 문제 없을 것 같다고 했다. 그는 스스로 자신의 허리 문제를 즐기면서 풀어나갈 수 있게 되었다.

통증에 대한 두려움; 에디스

예전의 통증과 사고로 인해 자기 몸에 대한 인지가 차단되는 사람도 있다. 이전의 통증 때문에 생긴 두려움이 각인되어 그런 일이 발생한다. 에디스에게도 이런 일이 일어났다. 그녀는 도로에서 좌회전을 하려고 운전대를 돌리고 있다 사고를 당했다. 그 사고로 인해 목과 오른팔에 심각한 손상을 입고 몇 개월을 통증에 시달렸다. 엑스레이와 MRI 검사를 해보니 특별한 구조적 문제는 없었다. 그를 치료한 의사 중 한 명은 어쩌면 통증이 관절염 때문에 발생했을 수도 있다며 다른 전문가를 소개시켜 줬는데, 그는 어깨나 목에 전혀 관절염 증상이 보이지 않는다고 진단했다. 그가 에디스의 통증 문제가 근육 때문일 수 있다며 나를 소개시켜 주었다.

첫 세션에서 나는 에디스를 눕히고, 머리를 가볍게 움직일 때 목 근육에 저항을 주지 말라고 지시했다. 그런데 내가 아무리 그녀의 머리를 가볍게 움직여도 무의식적인 저항이 느껴졌다. 내가 머리를 밀 때 저항하고 있다는 사실을 느낄 수 있냐고 물었더니, 그녀는 그런 느낌이 나지 않는다고 했다.

이번엔 오른쪽으로 가서 그녀의 오른팔을 움직여보았다. 내가 팔을 움직이는 동안 이완하고 있으라고 한 후 그녀의 몸 쪽으로 팔을 움직였는데 이때에도 무의식적인 저항이 느껴졌다. 팔을 미는 동안 이완하고 있었는지 물었더니 그녀는, "그러고 있었던 것 같아요"라는 대답을 했다. 그녀의 대답은 자신의 운동감각이 매우 '흐리다'는 방증이다. 나는 '느낌'을 물었는데, 그녀는 '생각'을 표현한 것이 그 증거다. 이번엔 눈을 감으라고 한 후, 그녀의 팔 밑에 내 손을 넣은 후 그 팔을 치료 테이블에서 약 45도 정도가 되게 들어올렸다. 그러자 그녀의 팔꿈치와 손은 완전히 공간에 들리게 되었다. 내가 보기엔 그녀가 팔을 긴장하고 있는 것 같아서 천천히 손을 치웠더니, 마법처럼 그녀의 팔이 공간에 그대로 떠 있었다. 눈을 감고 있는 에디스에게 아직도 자신이 팔을 이완하고 있냐고 물었더니 그렇다고 대답했다. 그래서 눈을 떠보라고 했다. 그녀는 자신의 팔이 공간에 떠 있는 것을 보고 깜짝 놀랐다. 그녀는 자신의 팔이 계속 긴장되어 있다는 사실을 전혀 감지하지 못하고 있었다. 운동감각 기능장애 때문에 자신의 팔이 공간에 떠 있다는 사실을 확인하는 것조차 눈의 도움이 필요한 상태였던 것이다. 에디스는 자신의 운동감각 인지능력을 전혀 신뢰하지 못해서 몸과 팔 근육을 적절히 활용하거나 이완시키지 못하고 있었다. 운동감각 기능장애로 인해 수의적인 이완이 어렵게 되었다는 뜻이다.

나에게 와서 치료를 받기 전까지 그녀는 운동감각 인지와 운동감각 기능장애라는 것이 있다는 사실도 전혀 모르고 있었다. 따라서 자신이 본래 지니고 있는 운동감각 인지력을 되찾아 근육의 통제력을 회복할 수 있는 가능성 또한 자신에게 있다는 사실을 몰랐다. 그녀는 누군가가 찾아와 자신의 문제를 풀어주기만을 바라고 있었다. 하지만 운동감각 기능장애는 누군가에게 받는 치료만으로 해결되지 않는다. 그러니 기존의 치료가 아무런 변화를 일으키지 못했던 것이다.

에디스는 두 종류의 서로 연관된 문제를 지니고 있는 셈이다. 하나는 운동감각 기능장애이고 다른 하나는 그것을 인지하지 않으려는 무의식적인 태도이다. 운동감각 기능장애는 정확한 운동과 자신의 몸을 인지하면서 하는 근육재훈련요법을 통해 해결할 수 있다. 에디스는 그동안 자신의 문제를 해결하는 책임을 의사와 치료사들에게 전가시키고 있었다. 자기 몸의 운동감각을 스스로 인지하지 못하니 치료의 책임도 떠넘기게 된 것이다. 그녀는 내게 자신의 문제는 자기 삶의 짐이 되어 온 것이고 이제는 평생 가져가야 할 것으로 여기고 있었다고 토로했다. 나는 '인지'야 말로 그녀의 '삶'이며 어디에서 살아가든지 인지가 함께 한다고 말해주었다. 물론 그녀도 통증이 가득한 곳이 아닌 다른 어딘가에서 살고 싶어한다. 나 또한 그녀가 통증 속에서 살아가기를 바라지 않는다. 하지만 문제를 해결하기 위해서는 그녀 자신이 자기 몸 안으로 들어가 운동감각 인지력을 되찾을 필요가 있었다.

얼마 안 가 그녀는 자신이 상체 움직임을 감지하는데 두려움을 느끼는 이유가 예전의 자동차 사고 때문에 비롯되었다는 사실을 알게 되었다. 상체를 움직이면 통증이 더 심해진다는 두려움이 긴장을 야기했고, 운동감각 인지를 되찾아 더 나은 삶을 살 수 있는 가능성을 차단하고 있었다는 것을 깨달은 것이다. 그녀는 곧 통증을 느끼는 것과 긴장을 느끼는 것은 다른 일이라는 중요한 발견을 하게 되었다. 또 자기 몸의 감각을 무시하면서 무의식 중에 통증을 피하려고 했고 그로 인해 자신의 운동감각 인지가 차단되었다는 사실도 알게 되었다. 일단 에디스가 자기 몸의 움직임을 감지할 수 있게 되자 그러한 움직임을 일으키는 근육을 수의적으로 통제할 수 있게 되었다. 사고가 생긴 이후 처음 있는 일이었다. 이러한 터닝포인트를 지나자 목과 팔의 통증은 점차 줄어들기 시작했고, 결국 원래의 움직임을 온전히 회복한 후 즐거운 삶을 살아가게 되었다.

운동감각 인지와 나이의 관계; 밥Bob

사람들은 운동감각 인지를 무시하는 경향이 있다. 아이였을 때 우리는 몸을 움직여 주변 환경을 탐험하면서 운동감각을 계발시켰다. 움직임은 아이에게 매우 중요한 요소이다. 유아기는 균형을 유지하고, 근육을 활용하고, 공간

지각력과 협응력과 같은 광범위한 영역의 운동감각 정보를 발전시키는 시기이다. 아이 때 뇌에 입력된 운동감각 정보는 평생을 지속해 나가며 움직임 인지의 기반이 된다.

젊은 사람의 운동감각 인지능력이 늙은 사람보다 더 낫다. 하지만 예외적인 경우도 많다. 어린 데도 운동감각 기능장애가 가득한 경우도 있고 80세가 넘었는데도 놀랄만한 운동감각 인지능력을 갖춘 사람도 있다. 외상, 안 좋은 자세, 감정적 스트레스 등, 어떤 문제로 비롯되든 제대로 관리하지 않으면, 운동감각 기능장애는 익숙해지고 습관화된다. 이렇게 습관화된 문제가 오래되면 오래될수록 해결하기 어려워진다. 사람들은 종종 나이 때문에 생기는 퇴행성 문제가 누적되어 자연스럽게 몸의 유연성이 떨어진다고 생각한다. 인간은 누구나 나이를 먹는다. 하지만 노화는 단지 물리적인 몸의 사건은 아니다. 노화 과정에서 인지의 역할을 간과해서는 안 된다. 운동감각 인지능력은 나이와 상관없다. 인지를 높여 유연성을 높이고 통증을 감소시키는 일은 나이와 무관하다.

내가 밥을 만났을 때 그는 80세 노인이었다. 그는 수년간 요통에 시달리고 있었다. 보행은 점차 줄어들어 두 다리가 묶인 것처럼 되었으며 일어서면 허리에서부터 구부정한 모습이 보였다. 그는 내게 똑바로 설 수 없다고 말했다.

밥은 젊었을 때 운동선수였다. 하지만 지금은 복부나 허리 근육을 완전히 느낄 수도 없게 되었다. 그를 앞쪽, 뒤쪽, 옆쪽에서 관찰해보니 마치 자물쇠처럼 꽉 잠긴 것처럼 뻣뻣해져 있었다. 수년 동안 지속되던 요통 때문에 밥의 허리의 움직임은 점점 제한되었으며 근육의 긴장도 점점 증가하였다. 또 골반 주변에 운동감각 인지가 떨어지다 보니 골반을 움직이지도 못하게 되었다. 결국 밥에게 자신의 골반은 몸에서 더이상 움직일 수 있는 부위로 느껴지지도 않았다. 허리와 엉덩이에 통증이 없었더라면 그는 아마 그 부위가 존재하고 있다는 사실도 잊고 살았을 것이다.

첫 번째 치료 세션이 있던 날, 나는 그를 바닥의 매트 위에 눕히는데도 도움을 주어야 했다. 신중하게 손으로 동작을 유도하고 반복시켰더니 그는 기본적인 허리 동작을 할 수 있게 되었다. 45분 동안 같은 동작을 반복한 후에도 그는 여전히 뭔가 갈피를 못 잡고 있었으며, 허리 근육이 무슨 역할을 하는지도 감지하지 못했다. 허리의 움직임을 감지하지 못하니 내가 요청하는 동작이 불가능하다고 여겼다.

그런데 갑자기 뭔가 장막이 걷힌 것처럼 밥은 자기 허리 근육의 움직임을 느낄 수 있게 되었다. 어려웠던 동작이 문득 쉽게 느껴진 것이다. 골반이 아무런 통증 없이 움직이는 것을 느끼게 된 밥은 전율하였다. 그는 자신의 허리가 이렇게 움직이는 것을 언제 마지막으로 느껴봤었는지 기억도 나지 않는다고 했다. 나는 그에게 집에서 하루 세 번씩 교정 운동을 반복하라고 했다.

2주 후에 다시 만났을 때 그의 키는 눈에 띄게 커져 보였고 보폭은 훨씬 늘어나 있었다. 그는 자신의 허리가 지난 수년 중에 가장 안 아팠으며 통증 없이 의자에서 일어날 수 있게 되었다고 말했다. 같이 찾아왔던 그의 아내는, 남편이 자기 몸의 변화에 매우 고무되어 하루에 세 번 이상 교정 운동을 한다고 알려주었다. 심지어 의자에 앉아서 할 수 있는 동작을 스스로 고안해서 온종일 틈나는 대로 한다고 했다.

두 번째 세션에서 밥은 아무런 도움 없이도 바닥의 매트에 누웠다. 그는 자신의 복부와 허리 근육이 명확히 활용될 때와 이완될 때를 감지할 수 있게 되었다. 게다가 통증 없이도 자신감을 가지고 엉덩이와 허리를 움직일 수 있었다. 그는 조금 더 다채롭고 새로운 교정 동작을 배우게 되었다. 바닥의 매트에서 일어난 밥은 내 눈을 바라보며, 지난 수년간 허리 통증 때문에 온갖 종류의 전문가를 찾아다녔지만 나에게 진짜 도움을 준 최초의 사람이 당신이라고 토로했다.

첫 세션에서 밥이 그토록 급격한 변화를 겪은 이유는 이미 그가 지니고 있던 운동감각을 깨울 수 있었기 때문이다. 또, 집에서 열정적으로 동작을 반복하면서 가속도가 붙었던 것이다. 내게 배운 교정 운동이 그에게 '최초로' 기분 좋은 느낌을 준 이유는, 이 접근법이 그에게 자신의 '느낌'을 찾게 해준 '최초의' 요법이었기 때문이다. 나에게 세션을 받기 전 밥은 여러 명의 물리치료사와 의사에게 다양한 종류의 허리 운동을 배웠었다. 하지만 그 많은 동작들을 그는 문자 그대로 아무런 '느낌' 없이 했기 때문에 그 효과를 제대로 체화하지 못했던 것이다. 하지만 이렇게 수년 동안 통증과 경직으로 시달린 후에도, 늙은 나이임에도 불구하고, 밥은 자신의 운동감각 인지력을 되찾을 수 있게 되었다.

몸-마음-감정의 인터페이스

운동감각은 몸, 마음, 감정을 연결해주는 인터페이스interface다. 이 감각은 움직임 패턴을 교정한 후 근육 긴장을 떨어뜨리는 실용적인 용도로 활용될 수 있다. 또한 스트레스로 인해 생기는 근골격계 통증에 접근하는 도구가 되기도 한다.

엉덩이 근육에 통증이 있다고 가정해보자. 마음은 몸에서 비롯되는 운동 감각을 알아챈다. 조용히 앉아 엉덩이 근육에 집중해보라. 이때 근육이 긴 장되었기 때문에 생기는 '몸의 인지' 뿐만 아니라 엉덩이가 긴장 되었다는 '마음의 인지'도 가능해야 한다. 하지만 실제로는 '엉덩이를 감지하고 있다' 는 하나의 경험만 존재한다. 그렇다면 '몸의 인지' 또는 '마음의 인지'라는 것 은 별개의 사건인가? 사실 이 둘은 하나이다. 몸과 마음은 분리되어 있지 않기 때문이다.

구직 활동을 하며 면접관 앞에서 떨고 있었을 때 복부가 긴장되던 상황 을 떠올려보라. 복부의 긴장은 근육 반응에 따른 운동감각이다. 그 상황에 서 복부에 의식을 집중하면 근육 긴장 뿐만 아니라 감정적인 떨림을 좀 더 잘 인지할 수 있다. 이게 바로 몸과 마음이 서로 분리되어 있지 않다는 증거 이다.

운동감각 인지 때문에 우리는 감정을 알아채고, 수용하고, 경험하게 된 다. 감정을 경험하려면 우선 몸을 느낄 수 있어야 한다. 따라서 자신의 감정 에 접근하는 가장 직접적인 방법은 몸에 대한 운동감각 인지를 통해서이다. 눈 사이의 긴장, 목과 어깨의 통증과 뻣뻣함, 가슴이 확장되거나 복부가 함 몰되는 것 같은 느낌, 다리가 떨리는 느낌 등, 우리 몸 어디에서 느껴지는 긴장이든 이 모든 느낌은 특정 시점의 감정적 경험과 서로 연관성이 있다. 6장에서 우리는 일련의 근육 긴장과 안 좋은 자세가 얼마나 감정적 반사와 지속적으로 상호 연계되어 있는지 살펴보게 될 것이다. 운동감각 인지를 높 이면 연관된 근육 긴장을 이완시키는 데 도움이 된다. 또한 근육 긴장과 안 좋은 자세로 인해 생기는 감정적 반응을 인지하는 데에도 운동감각 인지 훈 련이 도움이 된다.

운동감각에 대한 경험은 곧 감정적 경험이다. 따라서 운동감각 인지를 발전시키면 불편한 감정을 효과적으로 억제하거나 거부할 수도 있다. 감정을 의도적으로 억압하는 사람은 운동감각도 억압된다. 예를 들어, 감정적인 상처를 입었는데 울지 않으려고 참는 경우를 생각해보라. 이 경우 실제 일어나는 감정을 정신적으로 억압하느라 얼굴, 목, 어깨, 복부, 그리고 다른 신체 부위를 긴장시킨다. 감정적인 상처를 입었을 때 발생하는 몸의 감각에서 의식을 분리하다 보니 실제 발생하는 느낌을 제대로 못 느끼게 된다. 또 근육이 긴장되면 슬픔과 관련된 운동감각 경험이 방해를 받게 되고, 생각이 쉽게 다른 방향으로 흘러간다. 습관적으로 운동감각과 감정 경험을 억누르게 되면, 감정적인 건강도 손상되고 몸에 통증이 유발되는 계기가 될 수 있다. 나는 여러분에게 이런 상황이 발생하는 것을 원치 않는다. 이와 관련해서도 6장에서 자세히 살펴보게 될 것이다.

운동감각 인지능력은 육체와 감정 모두를 유연하게 한다. 이 두 종류의 유연성은 분리되어 있지 않고 서로 영향을 미친다. 따라서 운동감각이 명료해질수록 감정을 더 명료하게 인지할 수 있다. 운동감각과 감정이 명료하다는 것은 자기 자신에 대한 이해가 높다는 의미이다. 결과적으로 이러한 유연성이 높을수록 스트레스를 다루는 능력 뿐만 아니라 삶에서 맞닥뜨리는 선택의 순간에 더 잘 대처할 수 있는 능력도 높아진다.

운동감각 인지는 학교에서 배우는 체육에서부터 시작해 일반적인 운동과 스포츠 프로그램에 자연스럽게 스며들어야 한다. 그러기 위해서는 우리가 자신을 인식하는 방식에서 근본적인 전환이 일어나야 한다. 인간을 비체화적 존재disembodied people로 보는 방식을 멈추고 체화적인 존재embodied people로 바라보아야 하며, 운동감각 인지의 중요성을 이해할 필요가 있다. 체화된 인간에게 운동감각 인지는 삶의 일부이다. 신기한 것은 운동감각 인지를 제대로 활용하는 사람이 많지 않다는 점이다. 또한 운동감각 인지가 부족했을 때 생기는 문제가 생각보다 많다는 점도 주목할 만한 사실이다.

운동감각 인지가 높아지면 근육을 이완시키는 수준, 움직임 협응력과 감정적 웰빙의 수준까지도 높아진다. 운동감각 인지가 커지면 커질수록 어떤 종류의 움직임도 즐기면서 할 수 있게 될 것이다.

인지 탐험 2.

이번 탐험에서는 복횡근(배가로근)에 대한 운동감각 인지를 증가시켜보자. 복횡근은 복부 전체를 수평면에서 몸의 앞, 뒤, 옆을 감싸고 있는 근육이다 (그림 5-4 참조).

　등을 대고 바닥에 누워라. 이때 무릎을 굽혀 발바닥은 바닥에 댄다. 양손을 복부에 대고 배를 척추 쪽으로 당겨보라. 이때 손 밑에서 느껴지는 복부의 느낌은 어떠한가? 복횡근을 활용하고 있다면 복부가 당겨져 손에서부터 복부가 멀어지는 느낌을 명확히 느끼게 될 것이다. 복횡근만을 제대로 수축하고 있다면 골반 앞쪽과 가슴 사이 길이가 이전보다 짧아지지 않는다. 하지만 복직근을 수축하고 있다면 이들 사이가 줄어든다(복직근에 대해서는 그림 5-4를 참조하라). 다시 말해, 복횡근만 분리해 수축하면 복부는 안으로 들어가지만, 복직근을 쓰게 되면 복부가 조여진다.

　복횡근 탐험이 쉽게 된다면 좀 더 어려운 동작에 도전해 보자. 복횡근을 상부 구획과 하부 구획으로 나누어서 각자 그 역할이 다르다고 생각해보라. 똑바로 선 상태에서 등과 골반을 벽에 댄다. 이때 무릎은 약간 구부리고 발은 벽에서 25cm 정도 떨어뜨린다. 우선 치골 바로 위쪽에 있는 복횡근 하부 구획을 복부 안쪽으로 당긴다. 하부 구획이 안쪽으로 당겨지는 느낌이 들면 골반 뒤쪽을 벽 쪽으로 민다. 그 다음엔 배꼽 주변 또는 그 윗부분에 위치한 복횡근 상부 구획을 당긴다. 그러면 가슴이 약간 들리고 요추가 벽을 미는 느낌이 날 것이다. 이 동작을 할 때 허리 근육이 완전히 이완되어 있으면 척추 전체가 벽에 붙어있는 느낌이 든다. 복횡근 하부 구획과 상부 구획의 차이를 완전히 구분할 수 있을 때까지 천천히 반복하라.

3

움직임 패턴

위대한 일은 충동이 아니라, 작은 일들이 모여서 이루어진다.

- 빈센트 반 고호 *Vincent Van Gogh*

새로운 움직임 패턴을 익히기 위해서는, 먼저 엄청난 양의 주의 집중이 필요하다. 하지만 모두 익힌 다음엔 아무런 생각 없이도 그 동작을 할 수 있게 된다. 수영하는 법, 재봉틀을 쓰는 법, 골프공을 날리는 법, 타자 하는 법, 운전하는 법 등을 배웠던 때를 생각해보라. 운전을 해서 차를 앞으로 나아가게 하기 위해서는 팔과 다리 움직임에 일정한 타이밍이 필요하다. 처음 이러한 타이밍을 익히는 데는 많은 노력이 필요하다. 하지만 연습을 통해 결국 라디오를 듣거나 승객과 이야기 하거나, 또는 다른 생각을 하면서도 손과 발을 움직여 아무렇지 않게 기어와 운전대를 움직일 수 있게 된다.

팔을 들어올리는 간단한 동작조차도 신경계가 움직임을 구성하고 조합한 수많은 과정의 결과물이다. 근육, 뼈, 그리고 다른 조직은 구조적인 측면의 지지력을 제공하고 신경계는 이러한 지지력을 활용해 움직임이라는 오케스트라를 조율한다. 신경계는 근육을 일정한 방향으로 움직임을 만들어내는 동안 몸 안에서 일어나는 일을 감지한다.

기억은 신경계에서 일어나는 과정이며 새로운 움직임을 학습하는데 필수적이다. 예를 들어, 자전거 타는 법을 배울 때 우리는 팔을 쓰고, 페달을 밟고, 균형을 잃었다 되찾았을 때의 느낌을 기억한다. 신경계는 이때 실수 했던 정보를 바탕으로 성공적으로 자전거를 운전해 나갈 수 있게 만든다.

무언가 새로운 동작을 배울 때도 이러한 기억 때문에 이전에 할 수 없었던 것을 쉽게, 그리고 자동적으로 할 수 있다. 예를 들어, 갑자기 자전거 위에서 균형을 잡을 수 있게 되는 일이 그렇다. 자전거를 타면서 배웠던 모든 신경과 근육의 활동이 총체적으로 하나의 기억으로 구체화되는 지점이 생기는데, 이런 과정을 통해 구체화된 기억이 움직임 패턴movement pattern을 형성한다.

일단 우리가 걷는 법을 익힌 다음엔 자동적으로 걸을 수 있게 된다. 특별한 연습 없이도 아침에 침대에서 일어나 뛰어 나온 후 바로 걸어나갈 수 있는 것도 걷는 것과 관련된 움직임 패턴이 이미 갖추어져 있기 때문이다. 만일 이러한 움직임 패턴이 개발되어 있지 않다면 우리는 매일 모든 동작을 새로 배워야 한다.

경험, 시도, 실수를 통해 이미 움직임 패턴을 배웠다고 해도 그 움직임 패턴이 계속 효과를 발휘하리라는 보장은 없다. 손상, 감정적 스트레스, 선천적 결함, 영양 문제 등 모든 일들이 우리가 움직이는 방식과 움직임 패턴이 계발되는 형태에 영향을 줄 수 있다. 이완된 상태에서 충분한 도움을 받는 환경에서 바이올린을 켜는 법을 배운다면 억압받고 두려운 환경에서 배우는 것과는 다른 움직임 패턴이 형성될 것이다. 어떤 상황에서든 바이올린 켜는 법을 배우기는 하겠지만 마음과 근육에 형성된 긴장에 따라 다른 형태의 움직임 패턴이 만들어진다.

만일 자신에게 형성된 움직임 패턴이 효율적이라면 가장 적은 스트레스와 긴장으로 동작을 즐길 수 있다. 신경계와 근골격계가 서로 협력하여 움직임이 발생한다. 근골격계는 신경계로부터 신호를 받아 움직임을 만든다. 그런데 아픈 상처, 감정적 스트레스, 골격계의 부정렬로 인한 반복 손상 등으로 이 두 시스템이 제대로 협력하지 않으면 움직임 패턴은 비기능적dysfunctional으로 변하게 된다. 이에 대해서는 이 장 뒤쪽에서 좀 더 자세히 다루도록 하겠다.

움직임 패턴이 형성되는 방식

움직임 패턴이 어떻게 형성되는지 보여주는 단순한 사례를 하나 들어보자. 여섯 살 된 소녀가 자전거 타는 법을 배운다고 상상해보라. 소녀는 이전에 한 번도 자전거 타는 법을 배운 적이 없다. 따라서 자전거를 타는 느낌이 어떤 건지에 대한 기억이 전혀 없다. 게다가 처음 자전거를 배우기 때문에 그 위에서 균형을 유지하는 것도 익숙하지 않다. 그녀의 뇌는 자전거에 오를 때마다 균형을 유지하고 잃는 것과 관련된 운동감각을 기록하고 조직화한다.

다음 날 소녀는 다시 시도한다. 이때 뇌는 전날 균형을 유지하고 잃었던 느낌을 자동적으로 되새긴다. 이제 뇌 속에서는 전날 습득한 운동감각 정보와 새롭게 얻은 운동감각이 결합된다. 그녀의 뇌는 이 모든 정보를 활용해 자전거에서 균형을 잡을 수 있도록 돕는다. 현재 각인되는 운동감각이 선명하면 할수록 다음 번 시도에서 활용될 운동감각 기억 정보도 선명해지는 것이다.

세 번째 날 그녀는 다시 자전거에 오른다. 몇 번 더 시도한 끝에 이번엔 넘어지지 않고 자전거를 타게 된다. 점차 습득한 운동감각 정보는 그녀의 기억 속에서 효율적으로 조합되어 자전거 위에서 성공적으로 균형을 잡을 수 있는 기반이 된다. 처음 이틀간 몸의 운동감각 정보는 쌓이기만 하고 균형을 유지할 정도는 되지 못했다. 하지만 오늘은 쉽게 자전거 위에 올라 균형을 잡고 나아갈 정도가 되었다. 이제 비로소 균형을 유지하는 데 필요한 근육 활용과 협응에 대한 신뢰할만한 운동감각을 습득하게 된 것이다. 이렇게 형성된 운동감각 기억이 바로 움직임 패턴이며, 이 움직임 패턴 때문에 매번 자전거를 탈 때마다 그녀는 자동적으로 균형을 잡을 수 있게 된다.

어떤 면에서 움직임 패턴이 형성되는 것은 옷을 만드는 것과 비슷하다. 만일 당신이 다섯 벌의 셔츠를 만들고 싶다면, 우선 셔츠 한 벌을 디자인 한 후 나머지를 그 한 벌과 같이 만들면 그만이다. 일단 신뢰할 만한 디자인을 얻게 되면 다른 디자인을 생각할 필요가 없다. 단지 원래의 디자인을 따라 똑같은 셔츠를 만들면 되기 때문이다. 움직임 패턴도 이와 비슷하다. 근육의 활용과 몸의 움직임 패턴 하나가 형성되면 몸은 이 패턴을 끊임없이 반복한다.

처음 어떤 동작을 배우면서 겪는 모든 시행착오의 기억은 뇌에 쌓여 좀 더 효율적인 형태의 움직임 패턴을 형성하는 데 활용된다. 성공하지 못한 동작도 뇌가 성공적인 움직임을 만드는 기틀이 된다. 어떤 종류의 시행착오는 동작을 성공시키는 데 필수조건이다. 움직임 패턴은 이러한 모든 동작들이 성공적으로 쌓인 결과물이다.

움직임 패턴은 자동적으로 작용한다. 따라서 이미 형성된 움직임 패턴을 성공적으로 수행하기 위해 굳이 생각을 할 필요가 없다. 자전거 타는 것과 관련된 움직임 패턴이 형성되면 복잡한 신경근 협응이 자동적으로 작용해 균형을 유지한다. 따라서 자전거를 타면서 다른 생각을 할 수도 있다. 넘어질 염려 없이 주변 경치를 구경할 수도 있게 되는 것이다.

보통 특정한 동작을 자동적으로 할 수 있을 정도의 움직임 패턴이 형성되면 '그 동작을 습득했다'라고 표현할 수 있다. 하지만 '습득'은 최종적인 지점이 아니다. 오히려 하나의 움직임 패턴이 '습득'된 지점은 다른 움직임 패턴을 발전시키고 그 기술을 다듬어 다음 단계로 나아가기 위한 기반이 된다.

당신이 피아노를 처음 배운다면 모짜르트 소나타와 같은 곡을 바로 연주할 수는 없다. 그 곡을 연주할 수 있을 정도로 복잡한 움직임 패턴이 충분히 형성되지 않았기 때문이다. 그런데도 당신이 굳이 모짜르트 소나타를 연주하려 한다면 온 신경을 거기에 집중해야만 한다. 하지만 그 곡을 수없이 연주해 온 콘서트 피아니스트라면 손의 움직임 패턴이 정교하게 다듬어져 있어서, 모짜르트 소나타의 감정적인 해석까지 더해가며 별로 힘들이지 않고도 연주가 가능할 것이다.

움직임의 구조화와 비구조화

인간의 근골격계는 움직임을 만들어내기 위한 목적을 지닌 다양한 부분들이 결합되어 이루어져 있다. 움직임 패턴이 형성되기 때문에 놀라울 정도의 구조화organization를 지닌 효율적인 움직임이 가능하다.

움직임이 구조화 되기 위해서는 움직임 패턴이 정합적으로 제 기능을 수행해야 한다. 짹짹거리는 새의 울음소리를 듣고서 그 새를 보고싶어 한다고 상상해보라. 당신의 눈은 소리가 들리는 방향으로 획 돌아가서 새가 어디 있는지 찾는다. 새가 뒤쪽에 있다면 머리와 척추가 회전하여 눈이 새가 있는 쪽을 향할 수 있도록 만든다. 이런 일은 자동적으로 이루어져서 스스로 잘 알아채지 못한다. 몸은 이러한 움직임을 자동적으로 수행할 수 있도록 프로그램 되어 있다. 따라서 머리와 척추가 당신이 보기 원하는 새를 볼 수 있도록 움직임을 만들어준다. 즉 당신의 의도를 수행할 수 있도록 움직임이 구조화 되어 있다는 뜻이다.

움직임 패턴이 자동적으로 작동한다는 사실은 좋은 일이다. 우리는 움직임 패턴을 일상적으로 활용한다. 사실 이러한 움직임 패턴이 없다면 특정한 기능을 수행할 시도도 못 할 것이다. 일어서는 동작을 할 때 다리 근육을 써야 한다는 생각을 굳이 하지 않아도 되는 이유가 바로 이 움직임 패턴이 있기 때문이다. 새장에서 지저귀는 노란 참새를 보려고 일어설 때도 이러한 움직임 패턴이 없다면 넘어지게 될 것이다.

그런데 특정 동작을 수행해야 할 근육이 지나치게 긴장되거나 느슨해지게 움직임 패턴이 형성되어 있다면 스트레스와 긴장으로 비효율적인 움직임이 발생하게 된다. 이게 바로 비기능적 움직임 패턴DMP, dysfunctional movement pattern이다. 쉽게 표현하면, DMP는 잘못된 근육 활용이 습관화된 상태이다.

DMP의 예를 들어보자. 숨을 들이쉴 때마다 목 근육을 습관적으로 긴장하는 사람이 있다고 하자. 보통은 숨을 쉴 때 목 근육을 긴장할 필요가 없다. 그럼에도 불구하고 많은 사람들에게 이런 비기능적 움직임 패턴이 습관화되어 있다. 목 근육을 긴장하며 호흡을 하면 당연이 목이 뻣뻣해진다.

DMP를 쉽게 바꾸기 어려운 이유는 그러한 움직임이 매우 익숙하게 느껴지기 때문이다. 예를 들어 당신이 일어설 때 습관적으로 상체를 뒤로 젖히며 몸의 중심 균형점을 자주 벗어난다고 해보자. 내가 만일 손으로 상체를 앞으로 밀어 중심선 배열을 맞추면 아마도 당신은 상체가 앞으로 기운 느낌이 날 것이다. 이런 현상은 나를 찾아오는 고객들이 맨 처음 접하는 일상적인 경험이다. 그래서 난 고객을 거울 앞으로 데려가 현재 바른 몸으로 똑바로 서 있다는 사실을 확인시켜준다. 많은 이들이 신체 정렬이 맞추어진 지점에서 뭔가 낯선 느낌이 난다는 표현을 한다. DMP 상태에서 통증이 느껴지는데도 그 자세에 익숙해졌기 때문에 바르게 몸이 정렬되면 낯설게 느끼는 것이다.

DMP가 현재 문제를 일으키는 사람도 있겠지만 아직 그렇지 않은 사람도 있다. 현재 자신이 숟가락을 잡는 습관이 식탁 예절을 지키는 데 큰 문제가 없다면 아무렇지 않게 지나칠 수 있다. 하지만 일어설 때마다 DMP 때문에 척추 근육이 과도하게 사용된다면 꽤 껄끄러운 느낌이 든다. DMP는 몸에 긴장을 일으킬 뿐만 아니라 조직을 손상시키기도 한다. 근육이 딱딱해지고, 건은 스트레스를 받고, 연골엔 퇴행성 변화가 생기는 현상이 DMP 때문에 발생할 수 있다는 뜻이다.

움직임 패턴에 영향을 미치는 요소; 사라Sarah

움직임 패턴 발달에 가장 많은 영향을 주는 것은 어린 시절에 습득한 기본적인 동작들이다. 여기에 특수한 트레이닝, 상처, 통증에 대한 근육 반응, 직업 때문에 반복했던 안 좋은 자세 습관, 그리고 감정적 스트레스 등이 결합되어 자신만의 움직임 패턴이 형성된다.

우리는 어린 아이 때 이미 모든 형태의 기본적인 움직임 패턴을 습득한다. 앉는 법, 걷는 법, 뛰는 법, 그리고 손을 쓰는 법 등을 어려서부터 배우기 때문이다. 이러한 패턴들의 대부분은 유전적으로 통제를 받는다. 다른 사람의 움직임을 관찰하거나, 자신의 몸을 움직이거나, 주변 사람에게 감정적 지지를 받았던 경험도 당신의 움직임 패턴을 형성하는 데 결정적인 영향을 미친다.

친구 한 명이 이제 막 걸음마를 시작한 그의 손녀를 내 집에 잠깐 맡긴 적이 있다. 아내와 나는 오후 반나절 동안 그 아이를 돌봐야 했다. 그런데 계단을 내려가는 동안 아이의 걸음이 좌우로 흔들리는 모습을 보게 되었다. 흔들리는 걸음걸이 때문에 균형을 잃고 넘어질까 걱정이 되어 나는 그 아이의 손을 꼭 잡아주었다. 하지만 아이는 넘어지지 않았다. 나는, '걸음마를 배우는 일도 거저 되는 건 아니지' 하고 중얼거렸다. 거의 일 년이 지나서 그 아이의 어머니를 만났다. 그런데 뒤에서 걷다가 그녀가 걷은 모습을 보고 낯이 익어서, 어디서 본 적이 있었는지 기억을 떠올려 보았다. 일 년 전에 봤던 아이와 비슷한 걸음걸이가 아닌가? 계단을 내려가던 아이와 같은 형태로 어머니도 좌우로 몸을 흔들며 걷고 있었던 것이다. 아이가 그토록 이상한 보행 스타일을 갖게 된 이유가 가정 환경 때문인 것이다. 사실 생후 1살 밖에 안 된 아이도 어머니의 움직임을 그대로 모방한다.

어떤 이들은 DMP 뿐만 아니라 안 좋은 자세와 통증까지도 유전적인 것으로 오인하곤 한다. 또 많은 이들이 자신의 요통을 부모로부터 물려받았다고 착각한다. DMP가 유전적인지 아니면 어린 시절에 습득한 것인지 명확히 판별하기는 어렵다. 물론 유전이라는 것이 인간 건강에 중요한 요소이기는 하지만, 습관화된 긴장을 변화시킬 수 있는 개인의 책임 요소를 쉽게 무시해서도 안 된다. DMP를 안 좋은 움직임 패턴이 습관화된 문제로, 즉 '학습'의 결과물로 간주하는 게 좋다. 왜냐면 DMP가 학습learned 된 문제라면 재학습 unlearned 될 수 있다는 긍정적인 가능성이 있기 때문이다.

12살 된 소녀 사라Sarah가 이에 대한 좋은 사례이다. 처음 만났을 때 사라는 왼쪽 엉덩이에 통증을 지니고 있었다. 그녀는 때로 그 통증이 매우 날카롭게 느껴지곤 해서 똑바로 서 있기 힘들었다. 사라는 매우 건강했으며 일년 내내 스포츠 팀을 전전하며 운동을 즐겼다. 하지만 그녀 또래의 다른 아이들에 비해 만성 근육통이 너무 심해 스포츠 의학을 전공한 의사에게 갔더니 왼쪽 엉덩이 골단염epiphysitis 진단을 받았다. 골단염은 뼈 끝부분이 비정상적으로 자라는 증상이다. 사라 가족 주치의가 근육재훈련요법을 받아보라고 추천해주어 나를 찾아오게 된 것이다.

사라는 꽤 유연한 몸을 지니고 있었으며 관절가동범위에도 제한이 거의 없었다. 그래서 나는 그녀가 똑바로 서 있는 모습을 보기 전까지 움직임 패턴에 아무런 문제도 발견할 수가 없었다. 사라는 오른발 또는 왼발 둘 중 한쪽으로만 지지하며 서 있었다. 발은 모두 바깥쪽으로 돌아가 있었고(오리발 또는 외회전 된 발) 이런 자세에서 몸을 편안히 이완하는 것처럼 보였다.

나는 사라에게 양 발에 몸무게가 고르게 분산될 수 있도록 서 보라고 요청했다. 그녀는 그런 자세를 취할 수는 있었지만 5초 간격으로 균형을 잃고 몸이 뒤로 넘어가기 시작했다. 이에 따라 양 팔은 반사적으로 균형을 잡으려고 위쪽으로 휙 올라가곤 했다. 사라는 최선을 다해 자신이 균형을 잃는 모습을 들키지 않으려 했지만 내가 볼 때마다 더욱 더 균형을 잃었다.

나는 다른 자세로 균형을 취해보라고 했지만 그녀는 그 동작에서도 균형을 잡지 못했다. 그래서 원래대로 한쪽 발에 몸무게를 두고 서 보라고 했더니 그건 가능했다. 그녀가 한쪽 다리로 지탱할 때마다 몸무게는 그 방향으로 이동했지만 균형을 잃지는 않았다. 오직 해부학적인 중립 자세에서만 균형을 잃었다. 이번엔 사라에게 걸어보라고 했더니 매우 짧은 보폭으로 움직이는 게 보였다. 이런 사실을 잘 인지하고 있지 못했지만 내가 볼 때 그녀는 자기 몸의 정렬 상태가 불안한 것을 짧은 보폭을 취함으로써 보상하고 있는 것 같았다.

나는 사라의 어머니에게, 당신 딸이 균형 잡는 데 어려움을 겪는 것을 본 적이 있느냐고 물었는데, 자기 뿐만 아니라 누구도 사라의 문제를 알아채거나 이야기 한 적이 없다고 대답했다. 나는 다시 사라에게 자신이 균형 잡는 데 어려움을 겪고 있다는 사실을 아느냐고 물었다. 그랬더니, 양 발과 골반이 균형 잡힌 상태에서 똑바로 서 본 적이 없어서 전혀 알아채지 못했다고 토로했다. 건강 측면에서 남보다 뛰어나 보여서 어느 누구도 사라에게 균형 문제가 있다고 의심하지 않았던 것이다.

사라가 겪는 신체 균형의 문제는 허리 주변 근육의 DMP 때문이다. 이곳엔 인체의 중력센터COG, Center Of Gravity가 있다. 건강하고, 유연하며, 근력까지 좋은 사라가 단순한 동작조차 쉽게 하지 못한 이유가 바로 이 때문이다. 내가 처음 알려준 근육재훈련 운동법은 복부, 허리, 엉덩이 근육을 모두 활용해야 했기에 그녀에겐 익숙한 것이 아니었다. 내가 해보라고 요청했던 운동감각 인지법도 제대로 이해하지 못했다. 결과적으로 그녀는 그런 근육들에 적절한 형태의 접근을 할 수 없는 상태였다.

나는 사라에게 매일 할 수 있는 근육재훈련 운동법 몇 개를 알려주었다. 세 번째 세션에서 그녀의 만성 통증은 모두 사라졌다. 하지만 여전히 발목엔 약간의 통증이 남아 있었다. 다섯 번째 세션에서는 엉덩이 뿐만 아니라 발목 통증도 모두 사라졌으며, 여섯 번째와 마지막 세션을 통해 양 발에 고르게 무게를 분산시킨 중립 자세에서도 5분 동안 균형을 잡을 수 있게 되었다. 사라의 아버지는 딸이 예전과는 다르게 이완된 상태에서 달리기를 하는 모습을 보았다고 알려주었다. 달릴 때 보폭이 더 넓어졌느냐고 물었더니 그렇다고 대답했다. 나는 사라에게 보폭을 넓게 하라는 제안을 한 적이 없다.

신체 균형이 바뀌니 저절로 보폭이 달라진 것이다.

나에게 세션을 받기 전 사라는 자신의 DMP에 대해서 전혀 알지 못했다. 그래서 비틀린 골반과 다리로 기우뚱하게 서 있는 것을 정상이라고 여겼다. 그녀는 다리가 긴 편인데도 보폭이 짧은 것도 당연하게 여겼다. 이런 일들이 너무 일상적이어서 자신의 DMP에 익숙해진 것이다.

근육재훈련 운동을 하고 운동감각 인지를 높이는 과정에서 사라는 자신의 근육에 접근하는 능력을 얻게 되었으며 점차 균형 문제를 개선시켜 새로운 움직임 패턴을 확보하게 되었다. 그녀는 나를 만나기 전 다리와 골반의 유연성을 높이는 스트레칭과 근력을 강화시키는 운동을 시도한 적이 있지만 이런 일들이 운동감각 기능장애를 개선하고 DMP를 없애는 데 도움이 되지는 않았다.

사라의 엉덩이 통증은 몸의 중력 센터 균형이 부족한 것을 엉덩이 주변 근육들이 보상하는 과정에 생겼다. 우리의 뇌는 몸의 균형을 유지하기 위해서라면 무슨 일이든 한다. 사라의 경우에서처럼 그게 비록 엉덩이 관절을 압박하고 허리 근육을 긴장시키더라도 안 좋은 보상 작용을 만들어 낸다. 사라의 발목과 무릎 통증도 이렇게 긴장되고 제한된 엉덩관절과 다리의 지속적인 긴장 때문에 비롯된 것이다.

세션을 하는 동안 나는 어떻게 해서 사라의 몸이 그토록 중력 센터 주변 근육을 활용하지 못하게 되었는지 의아해 했다. 특히 그런 상태에서 과도하게 달리기를 하거나 일상 생활을 해나가게 된 원인이 궁금했다. 그런데 어느 날 사라의 어머니가 내 사무실에 방문했다. 그녀는 두 개의 지팡이를 짚고 걸어 들어왔다. 잘 보니 그녀도 균형을 잡고 똑바로 설 때 필요한 허리 근육의 지지력이 부족했다.

사라의 어머니는 다발성경화증multiple sclerosis을 앓고 있었다. 이 병은 점진적으로 진행되는 신경학적 문제이다. 다발성경화증에 걸린 사람은 신경 신호가 신경을 통해 온전히 전달되지 못한다. 이런 질환을 앓고 있는 사람의 전형적인 증상 중 하나가 바로 골격근에 대한 수의적 통제를 잃는 것이다. 그녀는 몸의 균형을 잡고 움직이기 위해 필요한 신체 중심부 근육을 거의 사용할 수 없는 상태였다.

호기심에 나는 사라 어머니에게도 허리 근육을 사용해서 할 수 있는 기초적인 동작을 알려주고 할 수 있는지 살펴보았다. 그녀도 사라와 마찬가지로 비정상적인 움직임 패턴을 보이고 있었다. 사라 어머니의 문제는 다발성경화증이라는 퇴행성 질환이 원인이다. 하지만 사라는 어머니와 같은 질환이 없는데도 비기능적 움직임이 발생했다. 근육재훈련 운동을 겨우 두 달 정도 했는데도 사라의 몸에 변화가 생겼다. 이는 그녀의 문제가 학습된 것이며 습관화된 문제라는 것을 암시해준다.

사라는 12살이어서 운동감각을 어렵지 않게 개선시켜 근육 활용 능력을 높일 수 있었다. 만일 그녀가 48세가 넘어 나를 찾아왔다면 DMP를 개선시켜 변화를 만들기까지 훨씬 많은 시간이 걸렸을 것이다. 12살 때의 문제가 48세가 될 때까지 36년 동안 인체 중력 센터를 비틀며 보상하는 동안 엉덩이, 발목, 무릎에 통증을 쌓아 나갔을 것이다.

어린 시절의 DMP로 인한 통증 문제를 어른이 되어서 해결하려 할 때면, 이전에 쌓인 안 좋은 습관을 보상하는 과정에서 연계되어 생긴 또 다른 형태의 잘못된 근육 습관과 마주하게 된다. 좋은 소식은, 수년 간의 보상 과정에서 생긴 문제도 운동감각 인지를 높이고 기능적인 움직임 패턴을 재학습 함으로써 해결할 수 있다는 점이다. DMP는 단지 일련의 기억일 뿐이다. 때문에 새로운 운동감각 인지가 갖춰지면 안 좋은 습관은 나이에 상관 없이 바꿀 수 있다. 문제를 해결하는 과정은 12살이든 48세든 상관이 없다. 하지만 DMP를 해소하는 데는 시간이 필요하다는 점을 명심할 필요가 있다. 이때 기본적으로 운동감각 인지가 개선된다면 더 빠르게 DMP를 변화시킬 수 있다.

통증과 손상 때문에 발생하는 DMP; 쥬디Judy

신체 손상에 따라 이를 보호하기 위한 근육반사가 생겨 DMP가 발생하기도 한다. 반사란 자동적인 근육 반응이다. 통증이 생겼을 때의 보호반사protective reflex, 근육, 건 또는 뼈의 위치가 변한 것에 대한 반응으로 생기는 균형반사balancing reflex 등이 이에 해당된다. 반사에 대해서는 4장에서 더 자세히 소개하기로 하겠다. 만일 신체 손상이 발생한 후 오랫동안 특정한 반사가 발생하면 문제가 된 근육엔 결국 DMP가 생긴다. 이와 관련된 일상적인 사례 중 하나를 소개하겠다.

쥬디는 40세 여성이었는데 요통 때문에 나를 찾아왔다. 그녀의 요통은 자전거 사고로 발목이 부러진 후 몇 개월 후에 발생했다. 엑스레이 상으로는 뼈가 정상적으로 치유된 것처럼 보였지만, 보조기를 제거한 후에도 그녀는 여전히 절뚝거리며 걸어야 했다. 게다가 오른쪽 허리에 통증까지 발생해서 몇 달을 통증에 시달린 후 나를 찾아오게 된 것이다. 쥬디의 친구는 자기가 보기에 쥬디는 여전히 절뚝거리는데도 그걸 잘 인지하지 못하는 것 같다고 말해주었다. 쥬디는 자신이 다리를 절뚝거리는 것과 요통에 어떤 상관관계가 있으리라는 생각은 하지 못했다.

왼쪽 다리에 보조기를 찬 채로 왼쪽 발목을 구부릴 수 없는 상태에서 걸어다닐 때 다리 문제가 악화되었는데 쥬디는 이를 알아채지 못했다. 줄어든 왼쪽 발목의 가동범위를 보상하기 위해 그녀의 몸무게는 오른쪽으로 이동하게 되었고 이때 왼쪽 엉덩이 근육이 걸을 때마다 긴장되었다. 그 결과 그녀의 골반은 한쪽으로 기울어져 오른쪽보다 왼쪽이 높아졌다. 왼다리에 보조기를 차고 걸어 다니던 6주 동안 쥬디는 왼쪽 엉덩이와 허리 근육에 DMP를 갖게 되었으며, 보조기를 제거한 후에도 여전히 그 문제를 지니게 되었다.

내가 가르쳐준 단순한 근육재훈련 운동을 하자 그녀는 빠르게 왼쪽 엉덩이와 허리 근육의 운동감각을 회복하게 되었다. 게다가 보행 패턴도 개선되고 요통도 없어졌다.

절뚝거리는 걸음은 DMP가 겉으로 드러난 현상이다. 하지만 통증과 손상으로 발생하는 대부분의 DMP에서 그 초기 원인이 명확하진 않다. 손상이나 작은 사고로 인해 자기도 모르는 사이에 근육 활용 형태가 바뀐 수백 명의 사람들을 보아왔지만, 사고 발생 후 수년 동안 주목할만한 통증 증후군이 있었던 사람은 많지 않았다. 몸의 손상에 따른 보상이 생긴다 해도 당장은 긴장과 통증이 눈에 띄게 드러나지 않을 수도 있다. 하지만 DMP를 지닌 채 수년 동안 살아가다 보면 근육, 인대, 건, 결합조직 등에 긴장이 잠재된다.

반복적인 자세와 동작 때문에 발생하는 DMP: 에이미Amy

오랜 시간 지속적으로 또는 자주 특정 자세와 동작을 반복해도 DMP가 발생한다. 챨리 채플린Charlie Chaplin이 주연한 영화 〈모던타임즈Modern Times〉를 보면 이런 현상을 잘 이해할 수 있다. 영화에서 챨리는 공장에서 일하는데 하루 종일 렌치를 들고 나사를 조이며 똑같은 팔 운동을 반복한다. 어느 날 팔이 움직임을 멈추지 않게 되면서 그는 공장 밖으로 로봇처럼 걸어 나가게 되고, 너트처럼 보이는 것은 뭐든지 꽉 조이려고 한다.

특정한 자세를 오래 취하고 있어도 반복적으로 근육을 사용할 때와 마찬가지로 DMP가 발생할 수 있다. 정적인 자세를 오래 취하든, 똑같은 동작을 계속 반복하든 결국 근육이 지속적으로 쓰이기 때문에 이런 현상이 생기는 것이다. 컴퓨터 앞에 앉아 오랜 시간 키보드를 두드리는 사람의 팔에 통증이 생기는 것도 이 때문이다. 비록 키보드를 두드리는 동작이 자극을 많이 가하지는 않는다 해도 지속적으로 근육이 쓰이면 DMP가 생기곤 한다. 스트레칭을 하거나 틈나는 대로 자세를 바꿔주는 것만으로도 이러한 근육 기능 장애를 떨쳐낼 수 있다. 왜냐면 움직임이 조금이라도 변하면 운동감각 입력 신호도 변하며 결과적으로 습관적 근긴장을 이완시킬 수 있기 때문이다.

에이미는 자세를 고정시킨 채 반복적으로 근육을 사용하면 DMP가 생긴다는 사실을 보여주는 뚜렷한 사례이다. 그녀가 나를 찾아왔을 때 16살이었다. 에이미는 어려서부터 바이올린을 배웠는데 나를 만나기 몇 주 전부터 연주할 때마다 왼쪽 팔과 손에 극심한 통증이 느껴졌다고 한다. 그녀의 통증은 바이올린을 몇 분 정도도 켜기 힘들 지경에까지 이르렀다. 게다가 왼쪽 허리에도 통증이 느껴졌다.

나는 에이미에게 똑바로 서서 나를 바라보라고 했다. 이때 그녀의 얼굴은 정면을 보고 있는데도 엉덩이, 다리, 발은 모두 오른쪽으로 돌아가 있었다. 위쪽의 허리는 상대적으로 왼쪽으로 비틀려 있었던 것이다. 그녀를 관찰하면 할수록 더 명확하게 허리의 비틀림이 보였다. 이는 마치 서서 바이올린을 연주하고 있는 모습과 닮았다. 그녀의 자세는 바이올린 켤 때의 비대칭적 자세 그대로였다. 이런 자세 때문에 에이미는 상체 전체에 DMP를 갖게되었다. 하지만 그녀는 자신이 서 있을 때 허리가 비틀려 있다는 사실을 모르고 있었다. 내가 거울을 보고 대칭적인 자세로 서 보라고 했더니, 그제서야 자신의 하체가 오른쪽으로 비틀려 있음을 느낀다고 말했다. 대칭적인 자세를 하고 거울에 비친 자신의 모습을 보니 겉으론 바르게 보였지만 여전히 허리 부위에서 비틀린 느낌을 받았다. 눈으로 보는 것과 몸으로 경험하는 것 사이에 이토록 기이한 현상이 공존하는 사람들이 내 사무실에 수없이 찾아온다. 수년간 허리, 등, 어깨에 쌓인 DMP 때문에 에이미의 운동감각 인지 능력은 제대로 기능하지 못한 것이다.

에이미는 팔과 어깨를 이완한 채로는 바이올린을 연주할 수 없는 상태였다. 그녀의 왼쪽 어깨는 거의 꼼짝도 안 하고 있었고 이로 인해 바이올린을 켤 때마다 왼손과 왼팔에서는 통증이 발생했다. 또, 왼쪽 어깨는 허리를 비틀리게 하는 다양한 근육들에 의해 아래로 끌려 내려간 채로 고정되어 있었다. 이 근육들로 인해 왼쪽 허리에도 통증이 느껴지고 있었다. 마치 에이미의 왼쪽 허리에는 위쪽으로 체간을 타고 어깨 뒤쪽까지 보이지 않은 딱딱한 케이블선이 올라가 왼쪽 새끼손가락까지 이어져 있는 것 같았다. 이 보이지 않는 케이블선 상에 있는 모든 근육에 긴장이 발생해서, 그녀가 바이올린 연주를 할 때마다 왼쪽 팔과 손을 아래로 당겨 통증까지 일으킨 것 이다.

여섯 번의 세션을 하는 동안 수기요법과 근육재훈련요법을 병행한 후 에이미는 어깨와 팔에 아무런 통증 없이도 바이올린을 켤 수 있는 상태로 회복되었다. 물론 허리의 통증도 모두 사라졌다. 그녀의 DMP는 조금 복잡한 형태라 그 뿌리까지 없애기 위해서는 매일 꾸준히 운동감각 인지 운동을 할 필요가 있다.

나는 에이미와 같은 통증을 갖고 있는 성인 뮤지션들을 많이 보아 왔다. 그들 중 몇몇은 참기 힘들 정도로 통증이 심해질 때까지 몇 개월 동안 그 통증을 지닌 채 연주를 해야만 했다. 이런 식으로 DMP 문제가 뿌리를 깊게 내린 경우는 해결하기까지 오랜 시간이 걸린다. 왜냐면 원래의 DMP 뿐만 아니라, 많이 움직여서 생긴 통증과 움직임이 떨어져 생긴 유연성 저하를 보상하는 과정에서 더욱 증가된 근긴장 문제까지 풀어내야 하기 때문이다. 수개월 또는 수년의 시간 동안 집중적인 훈련을 해야 변화를 만들어낼 수 있는 사람도 있다. 에이미는 운이 좋은 경우에 해당된다. 에이미를 담당했던 의사가 통증 때문에 바이올린을 켜지 못하는 상태가 된 후 겨우 몇 주가 지나지 않아 근육재훈련요법을 추천했기 때문이다.

감정적 스트레스로 인한 DMP; 필Phil

감정적 스트레스도 근긴장을 일으키며, 이러한 근긴장이 쌓이면 결국 DMP로 이어질 수 있다. 필은 감정 상태로 인해 허리 근육에 문제가 생긴 경우이다.

필은 40세였고, 나를 찾아 왔을 때 허리 중부와 하부에 심각한 통증을 지니고 있었다. 그는 수년간 허리 통증을 지니고 있었고, 그 통증은 자동차 운전석에 앉기 힘들 정도로까지 악화되었다. 지난 몇 년간 그는 다양한 형태의 의사와 치료사를 찾아다녔다. 그들은 척추의 부정렬, 허리 근육의 약화, 담낭의 기능부전 등이 통증을 일으켰다고 설명해 주었다. 그래서 그는 카이로프락틱 교정도 받아보고, 물리치료도 받아보고, 담낭 수술도 받아보았지만 통증은 여전히 없어지지 않았다.

나는 필의 자세를 보는 순간 그의 허리 근육 문제를 일으키는 첫 번째 단서를 발견할 수 있었다. 그의 허리는 자연적인 만곡이 과도하게 커져 있었다. 그게 바로 그의 허리 근육과 관절에 불필요한 긴장을 일으키는 원인이 되고 있었다. 나는 필에게 허리 근육을 써서 할 수 있는 몇 가지 동작을 시켜보았다. 그는 허리 주변 근육에 운동감각 기능장애를 지니고 있었다. 그로 인해 자신의 근육이 활용되는 느낌을 전혀 알아채지 못했다. 하지만 통증을 느끼는 데는 문제가 없었다. 나는 그가 운동감각을 활용해 허리 근육을 활용하는 것을 인지하면서 동작을 할 수 있을 때까지 세션을 했다. 그가 좌우 허리 근육을 고르게 활용할 수 있게 되자 매일 할 수 있는 교정 운동을 알려주면서, 각 동작을 하는 동안 의식을 집중할 부위가 어디인지 구체적으로 지적해주었다.

그로부터 일주일 후에 필은 통증이 일주일 전에 비해 절반 정도 줄었다고 기뻐했다. 필은 자신의 집에서 집중적으로 근육재훈련 운동을 해서 허리를 리모델링 해보기로 결심했다. 두 번째 세션에서 그는 허리 근육의 긴장을 감지하고 이완할 수 있게 되었다. 이전과 달리 이제 그는 자신의 허리 근육에 긴장이 있다는 사실을 명확하기 인지하게 되었고, 긴장을 푼 다음엔 오직 통증만 느낄 수 있게 되었다. 결국 필은 통증을 느끼는 것과 근육 긴장을 느끼는 것의 차이를 구별해야 한다는 사실을 이해하게 되었다.

한 주가 더 지나자 필은 하루 중 어떤 때 허리 긴장이 생기는지 명확히 감지할 수 있게 되었다. 허리 근육은 일정한 스트레스 상황에서 긴장했고, 그 긴장 때문에 허리의 만곡이 예전처럼 돌아오는 것을 알아챈 것이다. 이런 긴장이 충분히 커지면 예전처럼 오른쪽 허리에 찌르는 듯한 통증이 느껴지는 것도 감지할 수 있었다. 그는 감정적으로 좌절했을 때 또는 화가 났을 때 이러한 반응이 심해진다는 것을 자각하게 되었다.

스트레스 또는 분노와 같은 감정적인 문제가 DMP와 연계해 근긴장을 일으키고, 결국 근경련과 허리 통증까지 이어지게 된 것이다. 근경련muscle spasm이란 근육이 불수의적으로 강하게 수축되어 통증을 일으키는 현상이다. 이에 대해서는 4장에서 자세히 살펴보도록 하겠다. 필은 몇 년 동안 쌓인 감정적 스트레스가 자동적으로 근육 긴장을 일으켜 근경련까지 진행된 사례에 해당된다.

나는 필과 화를 억누르고, 화를 느끼고, 또 화를 표현하는 것 사이의 차이에 대해 토론하였다. 필은 나중에, 화를 억누르거나 다른 사람 또는 사물에게 전가하는 행동을 하지 않고 단지 화가 났을 때 여유를 가지고 그것을 느껴보는 것만으로도 통증이 줄어든다는 사실을 깨닫게 되었다. 허리 근육에 대한 운동감각 인지가 살아나게 되니 근육 긴장과 감정적 상태가 즉각적으로 바이오피드백을 일으켰던 것이다. 그는 자신의 움직임 패턴을 변화시키는 방법 뿐만 아니라 그의 감정 패턴을 변화시키는 방법까지 익히게 되었다.

움직임 패턴과 숙련된 움직임

농구공 던지기, 복잡한 수술, 자동차 운전 등과 같은 것을 좀 더 숙련되게 하려면 운동감각 인지를 높여 효율적인 움직임 패턴을 증가시키면 된다. 일반적으로, 이러한 움직임 패턴 효율이 높아질수록 에너지 소비량은 감소하며 동시에 그 활동 자체는 더 쉬워진다. 따라서 특정 활동을 수행하는 데 필요한 최소 근육 에너지 이상을 소비하는 것은 에너지 낭비이다. 프로 하키 선수들이 얼마나 쉽게 스케이팅을 타는지 본 적이 있는가? 프로들은 효율적으로 동작을 하기 때문에 움직임이 깔끔하고 우아하다.

어떤 동작은 스스로 연습함으로써 숙련될 수 있지만 움직임 교사movement teacher의 도움을 받으면 더 나은 것도 있다. 운동 분야든 예술 분야든 움직임을 교육하는 사람은 자기 신체에 좋은 움직임 패턴을 지니고 있어야 한다. 왜냐면 그들이 바로 배우는 학생들의 롤모델이 되기 때문이다. 학생이 효율적인 움직임을 배워 숙련도를 높이게 하는 것이 바로 움직임 교사의 역할이다.

운 좋게도 숙련된 움직임 전문가를 만나게 되면 자기 몸에 잠재된 많은 문제를 해결할 수 있다. 훌륭한 움직임 교사는 몸을 올바로 사용할 수 있도록 알려주어 통증과 손상을 만들어내는 DMP를 제거할 수 있게 해준다. 게다가 문제가 진행되거나 악화되는 것도 피할 수 있게 도와준다. 운동선수든 예술가든 움직임 스킬을 높이기 원하는 사람들을 가르치는 이라면 누구나 운동 감각 인지와 이완의 중요성을 명확히 이해하고 있어야 한다.

나는 예전에 플루트를 배운 적이 있는데, 5년 정도 즐기면서 연주한 후 첫 번째 플루트 레슨을 받게 되었다. 강사는 첫 레슨에서 내가 지난 몇 년간 스스로 깨우친 기법을 알려주었다. 하지만 몇 주가 지나니 연주는 예전에 비해 훨씬 쉽게 이루어졌다. 5년 전에 레슨을 받았더라면 어땠을까? 20년 경력의 전문 강사가 지닌 연주 노하우에서 큰 이득을 얻었을 지도 모른다.

DMP는 움직임 기술의 발전을 제한할 뿐만 아니라 근육과 연부조직에 스트레스를 가해 부상의 위험도 가중시킨다. 에이미의 경우에서처럼 뮤지션들은 종종 DMP로 인한 신체 손상을 겪는다. 악기를 연주하려면 같은 동작을 계속 반복해야 한다. 동작을 반복한다고 반드시 문제가 생기는 것은 아니지만, DMP가 관여한다면 문제로 변할 수 있는 것이다.

뮤지션, 운동선수, 공연예술가 등은 두 종류의 움직임 패턴 문제에 봉착한다. 첫 번째 문제는 테크닉을 배울 때 취하는 동작과 자세 때문에 발생한다. 기타를 들고 연주하거나 피아노 위에서 손과 손목을 쓰는 등 특정 테크닉을 몸에 무리가 갈 정도로 반복하다 보면 몸에 손상이 생길 수 있다. 두 번째 문제는 그들이 습관적으로 육체적, 감정적 긴장 상태에 놓여 있기 때문에 생긴다. 음악가가 악기를 연주하는 법을 배울 때 정신적 압박을 받게 되면 연주를 할 때마다 긴장하게 될 것이다. 이러한 정신적 압박은 부모나

교사가 지나치게 많은 요구를 하는 상황, 또는 다른 이들과의 경쟁에서 이겨야 한다는 부담감에서 비롯될 수도 있다. 이러한 긴장이 지속되면 건염, 신경포착, 관절손상의 문제로 이어지고, 결국 연주자 경력에도 파국을 초래할 수 있다.

예술가와 마찬가지로 운동선수도 이러한 문제에 매우 민감하다. 보행 패턴이 비대칭적인 달리기 선수는 걸을 때 발생하는 긴장 때문에 신체에 부상을 당할 수 있다. 보행 패턴이 비대칭적이라도 달리기 선수가 아니라면 큰 문제가 안 생길 수도 있다. 하지만 같은 동작을 끊임없이 반복하는 선수들에게 신체 불균형은 치명적인 문제이다.

난 예전에 정강이뼈 근처에 계속 통증이 일어나 달리기에 어려움을 겪던 국가대표급 여성 트랙 선수를 본 적이 있다. 그녀를 담당한 의사는 스트레스로 인한 골절을 의심하고 있었다. 하지만 나는 그녀에게 몇 가지 동작을 시켜본 후, 스트레스성 골절이든 아니든, 그녀의 다리 문제가 엉덩이 근육의 DMP 때문에 생겼음을 확인시켜 주었다. 그녀는 문제가 되는 근육을 활용하는 방법을 변화시킨 후 통증 없이 달리기를 할 수 있게 되었다.

비기능적 움직임 패턴을 리패터닝 하라.

근육재훈련요법을 통해 DMP를 리패터닝repatterning 할 수 있다. 근육재훈련을 하면 새로운 방식으로 움직임 패턴을 바꿔나갈 수 있다는 뜻이다. 이 요법의 핵심은 운동감각 인지를 지닌 채 편안하고, 강압적이지 않게 움직이는 것이다. 많은 사람들이 운동은 보통 힘들고, 아프고, 강압적인 환경에서 하는 게 당연하다는 생각을 갖고 있다. 이러한 태도로는 근육재훈련 운동에서 효과를 보기 어렵다. 불필요한 근육이 활용되는 것을 피하고 최대한 쉽게 움직이는 것이 근육재훈련의 정수이다.

노력과 쉬움

노력effort라는 단어는 프랑스어 esforcier에서 나왔으며, '자신을 강제하다'는 뜻이다. '강제'라는 단어에는 '필요한 노력 이상을 한다'는 뜻이 담겨있다. 특정한 동작에 숙련되면 될수록 더 적은 힘으로 더 이완된 상태에서도 그 동작을 할 수 있다. 비록 고전 발레가 엄청난 신체적 숙련을 요하는 것들 중 하나지만 훌륭한 발레리나는 편안하고 어렵지 않게 발레 동작을 시연할 수 있다. 우아한 동작에는 불편하게 보이거나 강압적으로 느껴지는 부분이 전혀 없다. 별다른 노력을 하지 않아도 몸이 효율적으로 움직이기 때문이다.

사람들은 어떤 공연예술가가 자신의 공연을 이완된 상태에서 쉽게 하는 것처럼 보이면 그가 자기 일에 마스터가 되었다고 여긴다. 예전에 나는 서커스를 관람했는데, 밧줄 위에서 외발자전거를 타는 이를 본 적이 있다. 서커스 공연자는 줄 위에서 외발자전거로 균형을 잡으며 7개의 컵과 받침을 위로 한꺼번에 던져 각각 차례대로 머리에 쌓았다. 심지어 그는 마지막 컵을 발로 던졌다. 얼굴엔 긴장이 티끌만큼도 없이 불가능해 보이는 동작을 쉽게도 해냈다. 물론 그 정도로 놀라운 공연을 할 수 있기까지 수년 간의 연습을 했을 것이다. 그때 그가 최상의 공연을 할 수 있었던 것은 이완되어 있었기 때문이다.

한번은 최신도choi shin do라는 무예를 개발한 검은띠 10단의 최승오 씨와 함께 '노력'과 '마스터'의 관계에 대해 토론한 적이 있다. 그는 어려서부터 무예를 시작해 오랫동안 다른 이들을 트레이닝 했으며, 킥복싱 세계 챔피언도 여러 명 가르쳤던 사람이다. 그는 킥복싱이나 그래플링grappling 또는 레슬링 같은 운동에서 달인이 되는 열쇠가 '이완'이라고 설명했다. 이러한 스포츠를 하기 위해서는 엄청난 양의 에너지가 필요해 보이는데, 그걸 하는 사람은 겉으로는 전혀 이완된 것처럼 보이지 않는다. 하지만 실제로는 정반대다. 최승오 씨는 마음이 몸의 움직임을 훼방 놓지 않을 정도로 이완된다면 신체 반사가 날카로워지고 움직임은 최적화 된다고 주장했다. 그는 이완은 잠자는 것과는 다른 상태이며 오히려 자기인지self-awareness가 고도화된 상태로 본다. 또 무예 뿐만 아니라 일상 생활 전반에서 이완은 중요한 요소라고 강조했다.

자신을 강제하는 것보다는 '흐름을 따라 가는 것'이 가장 이상적인 움직임을 만드는 방법이다. 물론 이론적으로 쉬워 보이지만 결코 쉽게 달성할 수 있는 경지는 아니다. 또 쉽게 달성될 수 있는 경지라면 가치가 없는 것일 수도 있다. 요지는, 몸의 움직임을 마스터하는 과정에서 자신의 몸을 혹사시키고, 도구를 망가뜨리고, 테크닉을 흐트러뜨릴 필요가 없다는 것이다. 오히려 목표를 달성하는 데 필요한 최소한의 노력을 활용하는 법을 계발시키는 게 더 낫다. 여러분도 자신의 움직임을 방해하지 않는 법을 배워야 한다. 이를 위해서는 유위doing와 무위nondoing의 차이를 이해하는 것이 도움이 될 것이다.

무위와 유위

인간은 운동감각과 시각 정보의 인도를 받아 몸의 균형을 유지한다. 이러한 균형을 유지하기 위해서는 뇌가 엄청난 양의 정보를 처리해야만 한다. 그런데 우리는 이 정보를 대부분 인지하지 못하고 넘어간다. 누군가와 이야기하느라 바쁜 와중에도 신경근 시스템은 몸의 균형을 잡기 위해 세밀하게 작동하여 당신이 넘어지지 않도록 해준다.

몸의 균형을 잡으려고 의도적인 노력을 기울이는 사람이 바로 '당신'인 것 같지만, 실제로는 신경근 시스템이 그 역할을 담당하고 있다. 자전거를 타면서 다른 것에 주의를 기울이고 있는 동안에도 신경근 시스템은 당신이 넘어지지 않도록 해준다. 기존에 이미 존재하고 있는 움직임 패턴 위에 운동감각이 상호작용하며 새로운 형태의 균형을 만들고 유지하는 것이다. '나', '에고', '개인', 등 당신이 뭐라고 부르든, '자기 스스로' 움직임이 일어나게 할 수는 없다. 신경근 시스템이 자동적으로 이러한 역할을 하고 있기 때문이다.

물론, '나'는 프로그램 된 로봇이 아니기 때문에 '내'가 '나의 움직임'에 관여하기는 한다. 이때의 '관여'는 촉진 또는 방해에 해당된다. 당신은 움직임이 일어나도록 '허용' 함으로써 그 움직임을 '촉진'할 수 있다. 또 그 움직임을 억제해 '방해' 할 수도 있다. 운동감각 인지를 높이면 운동감각 입력 신호가 증가하고 결국 신경근 시스템의 근육 활용 능력이 최적화 된다. 하지만 움직임이 일어나지 않도록 억제하면, 그 움직임은 방해를 받는다. 움직임이 일어나도록 '만드는' 것보다는, 움직임이 일어나도록 '허용하는' 마음을 갖게 되면 불필요한 압력이 줄어든다. 따라서 지나친 노력으로 압력을 가중시키지 않으면 근육에는 긴장이 줄어들게 된다.

무위無爲, nondoing와 유위有爲, doing의 차이를 이해할 수 있는 간단한 예를 하나 들어보도록 하겠다. 여러분은 무언가 혼자 할 때는 잘 되던 일이 누군가 지켜보고 있으면 잘 안 된 경험을 해 본 적이 있는가? 누군가 지켜보면 우리는 더 잘하는 것처럼 보이려고 열심히 노력한다. 하지만 아무도 지켜보지 않는 상황이 되면 몸을 이완한 채 오히려 그 일을 더 잘하게 된다. 나는 TV에서 스케이팅 경기를 보면서 이런 일들을 여러 번 본 적이 있다. 경기를 하는 중에는 끔찍한 공연을 하던 선수가, 경기가 끝나고는 놀랄만한 동작을 선보였다. 압력이 사라진 상황이 되니 그냥 단순히 스케이팅을 즐기게 되고, 경기에 이겨야 한다는 부담이 사라지니, 움직임을 일어나게 '만드는' 것이 아닌, 일어나도록 '허용'한 것이다.

잘 움직이려고 지나치게 '노력' 할수록 특정한 DMP가 관여하게 된다. 이렇게 되면 과거에 몸에 프로그램된 패턴이 활성화되어 당신이 근육을 사용해 몸을 움직이는 것을 방해한다. 따라서 새로운 움직임 패턴을 익히거나 동작을 계발하고 싶다면 기존의 DMP에서 벗어나야 한다. 자신의 근육과 몸의 배열을 새로운 방식으로 감지하고, 새로운 방식으로 움직임을 학습하고, 지나치게 용을 쓰려는 태도를 내려놓으면 된다. 그런 다음 일어나는 일을 관찰하라. 감지와 인지를 통해 새로운 움직임을 배워보라. 마음이 좀 더 이완되고 몸이 좀 더 정렬된 상태에서 기존의 습관적인 움직임과 새로운 움직임 사이의 차이를 더 잘 감지할 수 있다. 당신도 이런 방식으로 몸을 사용하는 법을 배울 수 있다.

특정한 움직임 패턴을 끊임없이 반복하는 뮤지션이나 운동선수처럼 인간은 끊임없이 앉고, 구부리고, 걸으며 같은 동작을 일상 안에서 반복한다. 이러한 일상적 움직임을 인지를 통해, 이완되어 편안한 상태에서 할 수 있게 되면 건강하고 기능적인 움직임 패턴을 계발할 수 있다. 하지만 지나치게 자신을 억제하는 태도로 긴장된 상태에서 움직임을 '만들게' 되면 오히려 긴장이 가중되어 DMP를 창조하게 된다.

이 책 2부에는 움직임 패턴을 변화시킬 수 있는 운동이 소개되어 있다. 이 운동은 운동감각 인지를 높여 새로운 방식으로 근육을 활용할 수 있도록 고안되어 있기 때문에 여러분에게 도움이 될 것이다. 여기서 소개하는 모든 운동은 인체의 자연스러운 움직임에 기반을 두고 있다. 각각의 동작은 새로운 방식의 움직임을 찾아갈 수 있게 해준다. 제시된 동작과 테크닉을 제대로 익힌다면 몸을 이완시키고, 좀 더 부드러우면서 적은 노력을 들이고도 부드럽게 움직이는 법을 배울 수 있을 것이다.

여러분은 순간에서 순간으로 흐르는 시간 속에서 자신이 하고 있는 행위에 주의를 기울일 수 있는 능력이 있다. '지금 이 순간'에 존재하는 '자신'을 경험하게 된다면, 뇌에 새로운 정보가 들어와 오래된 움직임 패턴을 대치하기 시작할 것이다. 인간의 뇌는 오래된 패턴을 바꾸고 개선할 수 있다. 따라서 누구나 새로운 방식의 움직임을 경험할 수 있을 뿐만 아니라 누구나 자신의 운동감각을 인지하는 것에 주의를 집중하면 근골격계 통증을 스스로 교정할 수 있다. 당신의 몸 중에서 긴장된 부위에서 전해지는 운동감각을 인지해보라. 그러면 놀라운 일이 일어나게 된다. 인지하는 순간 좀 더 현존하게 되고, 현존하는 순간 이완이 즉각적으로 그리고 자동적으로 일어난다. 단지 현재 감지하는 부위에 주의를 집중함으로써 뇌에 운동감각이 전해지도록 내버려두어라. 그러면 나머지 세부적인 일들은 뇌가 알아서 하기 시작한다. 특정 근육이 긴장되어 있다는 사실을 뇌가 감지하기만 하면 즉시 그러한 긴장을 풀어낸다. 주의를 기울여 긴장을 인지하면 무위無爲 현상이 일어나기 때문이다. 이완이 일어나도록 지나치게 애를 쓰지 않으면 이완은 절로 일어난다.

내가 고객들에게 자주 활용하는 움직임 탐험 한 가지를 소개하도록 하겠다. 그대로 따라해보라. 우선 신발을 신고 있다면 벗도록 하라. 그리고 맨발로 똑바로 서서 느리게 걸어보라. 걸을 때 발에 전해지는 바닥의 느낌을 확인하라. 발과 바닥이 만나는 모든 지점에 의식을 집중한다. 뒤꿈치가 먼저 바닥에 닿게 해서 걸어보고, 이때 뒤꿈치에서 발가락 끝까지 모든 지점이 바닥에 닿는지 확인한다. 발바닥이 고무처럼 부드럽게 느껴지는가? 아니면 나무처럼 딱딱하게 느껴지는가? 발을 바닥에서 뗄 때 발가락이 지면을 미는 느낌이 나는가? 아니면 발가락으로 바닥을 미는 느낌이 전혀 안 나는가? 계속 천천히 걸으면서 의식을 발에 집중하라.

　이제 발과 다리 사이가 부드러운 실타래로 이어져 있다고 상상해보라. 그러면 걸을 때마다 발목이 완전히 이완된다. 걸음을 걸을 때마다 발과 발목이 이완되도록 '허용'하라. 자신의 발이 고양이 발처럼 부드럽게 생겼다고 상상한다. 그러면 지면의 모든 형상을 느낄 수 있을 것이다. 발이 지면에 닿을 때 몸무게가 쏠려 바닥을 통해 전해지는 저항이 느껴지는가? 아니면 이완되어서 지면이 발을 지지하는 느낌이 나는가? 계속 천천히 걸으며 내가 이야기한 모든 것들을 느껴보라. 걸으려고 '노력'하기보다 '허용'하는 것에 대해 생각해보라. 발의 운동감각에 집중하며 걸으면 즉각적으로 현존하게 되고, 이때 몸은 처음보다 조금이라도 더 이완된다. 이들의 차이를 인지하라. 매일 이런 방식으로 걷는데 시간을 조금이라도 할애한다면, 좀 더 부드럽고 이완된 발을 만들 수 있을 뿐만 아니라 몸 전체의 움직임 패턴을 변화시킬 수 있다.

인지 탐험 3.

우리 몸에는 폐와 위 사이에 돔 모양으로 된 횡격막이라는 이름의 근육이 있다. 호흡 횡격막으로 불리기도 하는 이 근육은 폐 장부의 바닥을 형성하고 있다. 이 바닥이 아래로 내려가면 흉강은 넓어지고, 폐 안으로 공기가 들어온다(들숨). 이 바닥이 위로 올라가면 흉강은 줄어들고 공기는 밖으로 나간다(날숨).

　등을 바닥에 대고 누운 상태에서 무릎을 90도로 구부리고 발바닥은 바닥에 평평하게 댄다. 숨을 들이쉬면서 복부의 긴장을 완전히 이완하면 배는 풍선처럼 부푼다. 횡격막이 아래로 내려가면서 복부를 누르니 복부가 압력을 받아 팽창하면서 이런 현상이 일어나는 것이다.

　다시 한번 들이쉰 다음 이번엔 숨을 멈춰보라. 이 상태에서 복횡근을 활용해 복부를 눌러본다(복횡근은 인지 탐험2에서 이미 소개했다). 복횡근의 압박에 의해 배가 흉강 쪽으로 천천히 이동하는 것을 느낄 것이다. 마치 복부 안에 공기의 공이 있어서 아래에서 위로 움직이는 것과 같다. 이때 복횡근을 이완시키면 공기의 공은 다시 복부로 내려온다. 다시 몇 번 정상적으로 숨을 쉰 후 이 과정을 반복하라. 호흡을 할 때 복부를 긴장시키고 이완시키는 동작이 어떻게 가슴과 배를 확장시키는지 명확히 느껴질 때까지 계속 반복한다.

4

근골격계 통증의 원인과 결과

가능한 단순해져야 한다.
하지만 그냥 더 단순해서는 안 된다.
- 알버트 아인슈타인

근육은 긴장, 압력, 또는 통증에 자동적으로 반응하는 경향이 있다. 이러한 자동반응 때문에 근육 단축이 일어난다. 건강한 근육이라면 스트레스를 받아 긴장된 후, 그 스트레스가 사라지면 이완되어야 한다. 하지만 스트레스, 압력, 또는 통증이 오래 지속되면 근육 긴장은 습관화 되며, 비기능적 움직임 패턴DMP, Dysfunctional Movement Pattern을 만들어내고, 이 DMP가 근골격계 통증을 야기시킨다. DMP가 어떻게 통증을 만들어내는지 이해하기 위해서는 근육, 신경, 뼈, 그리고 다른 구조적인 요소들이 어떤 역할을 하는지 알아야 한다.

근골격계

뼈는 몸의 프레임워크다. 뼈가 있기 때문에 움직일 때 기본적인 체형이 유지된다. 뼈가 없는 해파리는 움직일 때마다 체형이 마구 변한다. 인간도 움직일 때 체형 변화가 어느 정도는 생기지만 골격 구조가 만들어내는 한계범위 안에서 변화가 일어난다. 골격은 내장기를 보호하기도 한다. 두개골이 뇌를 보호하고, 늑골이 폐와 심장을 보호하는 것이 그 좋은 예이다.

뼈는 상대적으로 안정적이고 비유동적인 형태의 지지력을 만들어 움직임에 도움을 준다. 따라서 이러한 뼈는 움직임의 지렛대 역할을 하거나 동작을 할 때 과도하게 소모되는 힘을 줄여주기도 한다.

근육은 뼈에 부착되어 뼈와 뼈 사이를 이어준다. 몸이 움직이면 근육은 길이가 변하면서 자신이 부착된 뼈를 당긴다. 일어설 때면 골격은 지지를 하며, 근육은 뼈의 위치를 유지시켜준다. 따라서 뼈가 없으면 일어서는 것 자체가 불가능하며, 근육이 없으면 균형을 유지할 수 없다.

근육은 서로 평행하게 배열된 강력한 섬유 다발로 구성되어 있다. 놀라운 전기화학적 신호전달 과정을 거쳐 근육은 짧아졌다 늘어나며, 이를 통해 움직임이 만들어진다. 근육이 이완되면 근육 내에 있는 실처럼 가는 미세섬유들이 서로 미끄러지며 길이가 최대로 되며, 근육이 수축되면 이 미세섬유들이 서로를 당겨 다양한 형태의 길이변화를 만든다. 예를 들어, 당신이 팔을 옆으로 들어올린 후 수평 상태로 정지하고 있으면 팔과 어깨의 근육 속에 있는 미세섬유들은 특정한 길이를 유지하며 그 상태로 자세를 고정시킨다. 그러다 이완하면 팔은 아래로 떨어지고 미세섬유들은 고정을 풀고 원래대로 돌아간다.

우리는 보통 근육이 짧아지거나 수축해서 움직임이 발생한다고 생각한다. 하지만 근육은 짧아지기도 하지만 같은 길이를 유지하기도 하고 신장되기도 한다. 따라서 나는 근육이 움직임을 만들어내는 기전을 설명할 때면 '수축'이라는 단어보다는 '활용'이라는 단어를 더 선호하는 편이다. '활용' 또는 '비활용'이라는 단어는 근육의 길이변화 뿐만 아니라 근육 활동의 핵심을 설명하는 단어이다. 내가 보통 '수축'이라는 단어를 쓸 때는 근육반사 또는 오랫동안 지속된 습관적 긴장으로 인한 근육 길이 단축 문제를 내포하고 있다. 이에 대해서는 앞으로 더 자세히 다루도록 하겠다.

근육은 뼈에 닻을 내리고 있다. 이 닻은 건tendon이라 부르는 질긴 섬유성 조직이다. 비록 섬유로 이루어져 있지만, 건은 근육처럼 길이가 늘어나거나 줄어들지 않는다. 따라서 고정된 길이를 지닌다. 어떻게 보면 건은 근육과 그 근육이 부착된 뼈의 일부분이다. 사실 뼈에 부착된 건은 뼈 자체보다 더 강력할 때도 있다. 예를 들어, 심한 근육 손상 또는 건 손상이 발생하면 뼈 조각이 떨어져 나가는 경우도 있다. 하지만 이때 건과 뼈에 닻을 내리고 있는 부위는 그대로 유지된다.

인대Ligaments는 건과 비슷하다. 건은 근육과 뼈를 이어주고 인대는 뼈와 뼈를 이어준다. 인대는 질기고, 비탄성적인 섬유 조직이며 뼈들을 제자리에 위치시키는 역할을 한다. 관절이 있는 곳은 어디에나 인대가 있으며, 이러한 인대 때문에 뼈가 외력에 의해 서로 이탈되지 않는다. 관절은 단지 두 개의 뼈가 움직임이라는 목적을 달성하기 위해 만나는 부위이다. 예를 들어, 무릎관절은 다리 위쪽과 아래의 뼈가 서로 만나서 움직이는 부위이다. 이들 뼈 사이 관절이 안정된 상태를 유지하고 적절한 움직임이 일어날 수 있도록 유지하도록 인대가 중요한 역할을 한다.

연골Cartilage은 뼈 사이에 있는 보호물질이며 다양한 형태의 섬유와 단단한 젤gel로 구성되어 있다. 하지만 인력에 저항하도록 설계된 건, 인대와는 달리 연골은 뼈와 근육이 만들어내는 압박에 저항하도록 설계되어 있다. 나무 벤치에 방석을 깔고 앉는 경우 이 방석은 딱딱한 나무와 엉덩이 사이에 쿠션을 제공한다. 연골도 같은 형태의 쿠션 효과를 제공해 뼈와 뼈 사이가 닳거나 마찰되지 않도록 해준다. 팔과 다리 끝부분처럼, 두 뼈가 서로 만나는 곳에 연골이 있으며 척추뼈 사이에도 디스크라는 이름의 연골이 있다. 디스크는 탄성이 있어서 척추 전체에 유연성을 제공하며 각 뼈 사이가 부딪치거나 마모되지 않게 보호작용을 한다.

결합조직Connective tissue이라는 섬유성 물질은 몸 전체에 분포되어 있으며, 이 결합조직 중 하나가 바로 막fascia이다. 막은 근육, 뼈, 신경, 내장기 모두를 둘러싸고 있는 거대한 조직으로 서로 연결되어 있다. 이 막들 중 특히 근육을 둘러싼 것을 근막myofascia라고 한다. 막이 특정한 부위에서 자유롭게 움직일 수 없게 되면 몸의 다른 부위 움직임도 제한된다. 질기고 긴 셔츠를 입고서 허리를 벨트로 꽉 조여 맨 다음 팔을 머리 위로 올려보라. 그러면 셔츠의 섬유가 팔의 움직임을 방해하는 것을 느끼게 된다. 셔츠가 허리에 메어져 있는데도 팔의 움직임을 제한시켜 결과적으로 팔을 피로하게 만드는 것이다. 막의 역할도 이와 마찬가지다. 허리 부위의 막이 제한되면, 마찬가지로 팔에도 제한이 가해지는 것은 당연하다.

막은 차가운 환경보다 따뜻한 환경에서 더 유연해진다. 막은 온도가 낮아지면 액체에서 고체로 변하는 젤라틴gelatin과 화학적으로 유사한 성분을 지닌다. 따라서 운동을 하기 전에 워밍업warming up을 하면 결합조직 내의 겔 성분을 액화시켜 좀 더 이완되고 유연해진 느낌이 든다. 유연성이 증가하면 움직임에 대한 저항이 줄어들기 때문에 부상의 위험도 줄어든다.

신경계

신경계는 주로 신경으로 구성되어 있다. 신경은 여러 개의 신경세포를 포함하며, 이 신경세포는 또 여러 개의 개별 섬유가 뭉쳐서 로프처럼 된 결합조직으로 묶여있다. 신경세포는 세포 표면으로 전류를 전달할 수 있도록 특화되어 있다. 이를 통해 몸 한 부위에서 다른 부위로 정보가 전달된다. 따라서 신경세포는 인체의 메신저이다.

뇌는 신경과 결합조직으로 이루어져 있으며 신경계의 사령탑이다. 척수는 척추뼈로 둘러싸여서 보호받고 있으며, 뇌와 바깥 세계 사이의 정보가 들락거리는 초고속도로에 해당된다. 뇌와 척수는 우리 몸에서 중심축을 이루고 있으며 합쳐서 중추신경계라 부른다.

중추신경 이외의 신경 부위를 말초신경이라 하며, 말초신경은 중추신경과 다른 모든 신체 부위를 이어준다. 예를 들어, 좌골신경은 말초신경이며 척추와 발을 이어주고, 척골신경은 척추와 손을 이어준다. 감각신경은 말초신경이며 정보를 중추신경계로 보낸다. 말초신경은 마치 외곽에서 도시 중심으로 이어진 도로와 같다. 감각신경 말단에는 몸과 주변 환경과 관련된 특수한 정보를 수집하는 작은 수용기들이 있다. 예를 들어, 손에는 다양한 수용기가 있어서, 어떤 것은 손에 있는 근육의 긴장, 또 어떤 것은 손 피부를 통해 느껴지는 온도와 압력 정보를 수집한다. 운동신경도 말초신경이며 중추신경계라는 도시에서 나온 정보를 온몸으로 보낸다. 운동신경은 근육에 명령을 전달해 해당 근육이 움직일 수 있도록 해준다.

근육의 기능

척수에서 밖으로 나온 운동신경을 따라가다 보면 그 끝에서 근육과 만나게 된다. 운동신경을 따라 전해진 전기신호는 근육에 일련의 화학적 변화를 유발한다. 이러한 변화는 기계적 변화로 이어져 근육이 움직이게 만든다. 1장에서 이미 이야기 했듯, 신경계와 근육이 결합되어 신경근 시스템을 이룬다. 이러한 시스템에 의해 움직임이 발생하고 통제된다.

근육은 신경계의 통제를 받는다. 만일 운동신경을 통해 전해진 전기신호가 충분히 강하다면 근육은 '활용' 될 것이다. 만일 이 신호가 멈추면 근육은 '비활용' 되든가 '이완' 된다. 신경계로부터 오는 직접적인 신호가 없다면 근육은 활용될 수 없다.

방추세포와 골지건기관

모든 근육은 방추세포라고 부르는 운동감각 수용기로 가득 차 있다. 방추세포는 미세한 측정기와 같아서 특정 순간의 근육 길이 변화를 감지하여 뇌에 전달해준다. 뇌는 이러한 입력 신호를 받아 근육 움직임을 조절한다.

방추세포는 신장반사stretch reflex라고 부르는 방어기전에 관여한다. 3장에서 나는, 반사reflex란 다양한 형태의 신체적 또는 감정적 자극에 의해 자동으로 촉발되는 근육 반응으로 소개했다. 의사가 고무 해머로 무릎을 두드리면 다리 근육이 자동적으로 수축하는 것이 신장반사의 예이다. 해머가 무릎 아래 건을 두드리는 자극에 신장반사가 자극 받아 허벅지에 있는 대퇴사두근이 빠르게 수축하는데 이로 인해 다리가 펴진다. 근육이 너무 빠르게 수축하거나 길게 늘어나면 손상될 위험이 있다. 방추세포는 반사 기전을 일으키는데, 근육에 강한 수축이 일어나게 하여 신장되려는 경향을 막아 근육 손상을 예방한다. 강의실에서 또는 영화관에서 졸음이 와 머리가 툭 떨어지면 바로 머리가 솟아오르는 현상이 바로 신장반사의 한 예이다. 목에 있는 방추세포가 목 뒤쪽 근육이 급격히 신장되어 위험한 상황이 되는 것을 방지하려고 반사적으로 목 근육을 수축해 머리를 당기게 된 것이다. 이러한 보호반사 때문에 목 근육이 과도하게 신장되어 찢기는 부상이 생기지 않는다.

건에는 골지건기관GTO, Golgi Tendon Organs이라 부르는 운동감각 수용기가 존재한다. 건기관은 건 내부에 걸리는 장력 정보를 감지하여 뇌로 전달한다. 방추세포와 마찬가지로 건기관 또한 보호반사 기능이 있는데, 그 작용은 신장반사와 반대다. 골지반사Golgi reflex 때문에 건에 걸리는 장력이 일정량을 넘으면 근육이 자동적으로 이완되어 건이 찢기는 것을 방지한다. 팔씨름 대회에서 이런 골지반사를 종종 볼 수 있다. 팔씨름에 참가한 두 사람의 힘이 비슷하면 손과 팔에 엄청난 장력이 걸린다. 그런데 서로 비슷한 힘으로 격렬하게 겨루던 두 사람 중 한 명이 갑자기 힘을 잃고 손이 테이블로 쓰러져 지는 경우가 있다. 바로 골지건기관이 골지반사를 촉발시켜 팔 근육을 갑자기 이완시켜서 그렇게 된 것이다. 비록 팔씨름 대회에서 지긴 했지만 패자는 골지건기관 때문에 건이 손상되는 것을 예방하게 된다.

방추세포와 건기관은 근육반사를 일으킴으로써 근육에 허용 가능한 수준을 설정한다. 뇌는 이러한 수용기를 통해 받은 운동감각 정보를 활용해 특정한 길이 이상으로 근육이 늘어나지 않도록 보호한다. 따라서 근육에 걸리는 장력은 이러한 수용기가 특정 순간에 어떻게 설정되어 있느냐에 따라 달라진다.

비록 신경계 내에서 상상할 수 없을 정도로 복잡한 형태의 협응 과정이 일어나 이러한 게이지(방추세포는 길이변화를, 건기관은 장력변화를 감지하는 게이지gages에 비유할 수 있다. ─ 옮긴이)가 자동적으로 통제되지만, 인간 또한 특정 순간에 이들의 설정값을 통제하고 변화시킬 수 있는 능력을 지니고 있다. 춤을 추다가 갑자기 머리를 떨구는 이를 본 적이 있는가? 왜 그 댄서의 머리 근육에서는 앞에서 소개한 것과 같은 보호반사가 일어나지 않은 걸까? 졸려서 머리를 갑자기 떨구는 경우와 댄서가 머리를 갑자기 떨구는 경우가 비록 똑같아 보이기는 하지만, 후자의 경우는 댄서의 의도가 작용해 근육 게이지를 원하는 움직임에 맞추었기 때문에 보호반사가 일어나지 않은 것이다. 근육 게이지는 뇌가 명령을 내리면 언제라도 거기에 적응한다. 댄서의 생각과 욕구가 자동적으로 세팅 된 보호반사 설정값을 변화시킬 수 있다는 뜻이다. 이토록 놀라운 시스템이 하루 종일 우리의 몸에서 작동하고 있으며, 원할 때마다 그 동작을 하고, 또 동작이 끝나면 원래 상태로 근육을 되돌리게 만든다.

근육의 힘, 톤, 그리고 이완

건강 산업과 스포츠 영역에서는 근력을 지나치게 강조하고 운동감각 인지를 무시하는 경향이 있다. 대부분의 헬스케어 전문가들은 근력을 계속해서 강조하며 신체 재활 서비스를 제공하다. 또 수많은 운동선수들과 공연자들도 근력 중심으로 트레이닝을 받고 있으면, 상업적인 매체들은 대중문화를 이러한 방식으로 부추긴다. 헬스케어 전문가들과 운동 트레이너는 근육이 약화되어서 요통이 생기고, 운동 스킬이 떨어지고, 자세 불균형이 생겼다는 결론을 내린다. 따라서 그들은 근육과 관련된 모든 문제의 해결책을 근력 강화에 둘 수밖에 없다.

근력이란 정확히 무엇일까? 근력은 특정한 근육이 지닌 물리적 속성인데 주로 그 크기와 관련이 있다. 현미경 수준에서 보면 근육은 주로 근육조직에 수평으로 배열된 단백질 성분의 미세섬유로 구성되어 있다. 따라서 근력은 근육 내 미세섬유의 숫자로 결정된다. 이러한 미세섬유가 많을수록 근육이 내는 힘이 커지는 것이다. 2명의 사람이 눈구덩이에 빠진 차를 미는 장면을 상상해보라. 만일 3명이 더해져 총 5명이 차를 민다면 처음 2명보다 더 큰 힘으로 차를 밀 수 있을 것이다. 5명의 사람이 2명보다 더 힘이 세다. 왜냐면 5명이 더 많은 근육을 사용했기 때문이다. 같은 논리로 하나의 근육에 더 많은 미세섬유가 담길수록 그 근육의 힘은 세진다. 웨이트 운동을 하면 무게에 대한 저항을 느낀 뇌가 해당 근육에 더 많은 단백질 성분의 미세섬유를 쌓으라는 신호를 보내기 때문에 운동을 한 근육은 점점 강해진다. 이게 바로 웨이트 운동을 하는 사람들이 그렇게 많은 단백질을 섭취하는 이유이다.

비록 근력이 중요하기는 하지만(물론 정말 그런지는 의심해 볼 여지가 있다) 이에 못지않게 근육의 톤muscle tone도 똑같이 중요하다. 근육의 톤이란 해당 근육이 휴식 상태일 때 근육 내에 담긴 장력을 말한다. 톤은 신경계와 근육의 관계에서 결정된다. 신경계가 몸, 마음, 감정의 모든 부분과 서로 상호연계 되어 있기 때문에 근육의 톤 또한 그 사람의 모든 면을 반영한다.

근육의 톤은 근육이 기능하는 방식, 그리고 근육이 통제력을 발휘하는 정도에 영향을 미친다. 운동감각 인지가 떨어져 효율적으로 근육을 이완하기 어렵게 되면 근력을 활용하는 능력도 감소한다. 효과적인 근력은 운동감각 인지에 의해 좌우된다는 뜻이다. 따라서 인지가 함께 하지 않는 근력은 별 쓸모가 없다.

근육 톤은 낮은 단계에서 높은 단계로 등급을 매길 수 있다. 낮은 근육 톤을 지닌 이는 반응이 느리고 더딘 경향이 있으며, 높은 근육 톤을 지닌 이는 반응이 빠르고 활기차다. 보통의 건강한 근육은 이들 양자 사이에서 그 톤을 유지한다. 건강한 톤을 지닌 이는 쉽게 이완하고 빠르게 반응할 수 있다.

근육 톤은 항상 몸에 존재하는데, 수시로 변하지만 결코 없어지지는 않는다. 근육 톤 때문에 명확한 움직임이 만들어지지는 않지만 뼈에 안정성이 제공된다. 예를 들어, 벤치에 가만히 앉아 있는 경우 그 자세에서 균형이 유지되는 것은 근육 톤이 있기 때문이다. 하지만 서서 책을 읽기 위해 별 생각 없이 자리에서 일어나는 경우 근육 톤이 활성화되어 자동적으로 기립 자세를 유지한다.

특정한 자세를 유지하는 것 이상의 동작을 하는 경우 근육 톤은 일시적으로 변한다. 그래서 뼈가 그 움직임이 필요로 하는 위치에서 안정화 될 수 있게 해준다. 이는 근육에서 생기는 보호반사가 억제되는 기전과 비슷하다. 머리를 갑자기 떨어뜨려도 보호반사가 일어나지 않았던 댄서의 예를 떠올려 보라. 뇌에서부터 움직이라는 명령이 내려오면 일시적으로 근육의 톤은 증가하며 그 움직임이 일어날 수 있는 상태를 만든다. 예를 들어, 농구에서 점프해서 공을 던지려면 다리 근육이 엄청나게 동원된다. 이 때 다리의 근육 톤이 작용해 넘어지지 않도록 자세를 유지해준다. 하지만 톤이 적절하지 못하면 점프를 하기 어렵다. 점프를 하는 동안 순간적으로 다리 근육의 톤이 상승해야 동작이 제대로 이루어지며, 점프 한 후 착지해서 바로 서면 올라간 톤은 다시 원래대로 되돌아간다.

감정적, 정신적 상태가 변해도 근육 톤이 변할 수 있다. 재미 있는 영화를 관람한다고 생각해보라. 이때 어깨의 긴장은 적당히 이완된다. 하지만 갑자기 무서운 화면이 보이면 어깨 근육은 긴장된다. 두려운 감정에 의해 어깨 근육의 긴장이 증가한 것이다. 반면, 누군가 놀라서 기절하는 경우, 몸 전체의 골격을 유지하는 근육의 톤이 전체적으로 갑자기 떨어져 땅에 넘어지게 된다.

근육 톤과 이완relaxation은 반대되는 개념이 아니라 상대적인 개념이다. 따라서 내가 '이완'이라는 표현을 할 때, 이는 톤의 양이 적당하다는 뜻이다. 근육 톤이 과하지도 않고 지나치게 낮지도 않은 상태가 '이완된 상태'이다. 보통의 상황에서 근육은 결코 '절대적으로 이완'되지 않는다. 뼈는 근육 톤의 도움을 받아 관절을 중심으로 안정성을 유지하고 있기 때문에 근육이 완벽하게 이완된다면 관절은 탈구의 위험에 처하게 될지도 모른다. 흥미롭게도 마취 상태에서는 근육이 완벽하게 이완된다. 따라서 이 상태에서 마취된 사람을 이동시키려면 매우 조심해야 한다. 기본적인 근육 톤이 없기 때문에 관절이 보호되지 않으며 부상과 탈구의 위험이 있기 때문이다.

이완된 근육이 꼭 약한 것은 아니다. 신경계는 근육계에 무엇을 할 지, 언제 그것을 할 지 지시를 내리는 중추라는 사실을 기억하라. 따라서 신경계에서 지시가 내려오면 근육계가 온전히 반응하는 게 이상적인 상황이다. 신경계는 긴장된 근육보다 이완된 근육에 더 잘 접근할 수 있다. 따라서 긴장된 근육보다 이완된 근육이 좀 더 온전하게 활용되며, 근육이 이완되었을 때 근력이 더 높다는 느낌을 갖게 된다.

근력과 톤은 어느 정도 겹치는 부분이 있다. 보통 동작을 하면 톤은 증가한다. 활동을 하는 동안 신경근 시스템은 능동적으로 움직임을 만들어내는데 이때의 움직임에 의해 근육 톤이 증가한다. 이런 논리로 웨이트 트레이닝을 하면 근력 뿐만 아니라 톤도 증가하게 된다. 활동을 하지 않는 동안엔 신경근 시스템도 일을 적게 해서 근력과 톤을 떨어뜨린다. 아파서 입원한 후 6주간 병상에 누워 있으면 다리 근육의 톤이 떨어지며 근력은 약화되고 근육 크기가 줄어드는 것이 그 예이다.

근육 단축과 통증

근육 기능에 장애를 일으키는 가장 흔한 요인이 바로 통증이다. 사람들은 통증이 있기 때문에 개인적으로, 또는 운동 클래스를 통해 내게 찾아온다. 그런데 통증은 도대체 무엇일까? 감각신경 말단에 있는 통증 수용기가 자극을 받으면 생기는 감각이 통증이다. 근육통을 보통 두 가지 범주로 구분할 수 있다. 하나는 신경근통neuromuscular pain이고 다른 하나는 근막통 myofascial pain이다. 신경근통은 근육이 단축되면서 발생하고, 근막통은 결합조직 내에 긴장이 쌓여 발생한다. 보통 이들은 동시에 발생하곤 한다.

신경근통

근육이 단축되면 쉽게 풀기 어렵다. 단축이란 불수의적involuntary으로 근육이 수축되어, 의도적intentionally으로 해당 근육을 '활용'하거나 '이완' 하기 어려운 상태이다. 단축된 근육은 항상 일을 하고 있기 때문에 긴장되어 있다. 근경련muscle spasm이란 불수의적인 단축이 강하게 일어나 통증까지 일으키는 상태이다. 근육이 경련 상태에 있으면 톤은 최고로 높아지며 쉽게 원래의 톤으로 되돌리기 어렵게 된다.

근육이 일을 하려면 에너지가 필요하다. 자동차가 움직이려면 엔진에 가솔린이 필요한 것과 비슷하다. 우리가 먹는 음식과 호흡하는 공기로부터 근육을 활성화시킬 수 있는 에너지가 나온다. 자동차 엔진이 가동되면 매연이 발생하듯, 근육이 일을 한 후에도 젖산lactic acid이라는 이름의 부산물이 생기는데, 이 젖산이 근육통을 일으킨다.

만성적으로 근수축이 일어나 근긴장이 발생했다면, 해당 근육은 계속 일을 하고 있기 대문에 젖산을 계속 생산하고 있는 상태이다. 이 상태에서는 순환계가 젖산을 쉽게 근육에서 씻어내기 어렵다. 젖산이 근육조직 사이에 갇히면 통증 수용기를 자극하고, 이로 인해 뇌에 통증 신호가 전달되어 통증을 느끼게 된다. 긴장된 근육은 이완된 근육보다 더 많은 일을 하면서 에너지도 더 많이 소모한다. 결국 만성 근긴장이 있는 부위는 이완된 곳보다 더 아프고 피로감도 가중된다.

근육이 스트레스, 압력, 또는 통증 등으로 인해 반사적으로 수축할 때도 통증이 발생한다. 통증반사pain reflex라고 부르는 자동반응automatic reaction 때문이다. 예를 들어, 망치질 하다 잘못하여 엄지 손가락을 때린 경우를 상상해보라. 망치가 엄지를 두드리는 순간 생긴 통증 때문에 손의 근육은 자동적으로 수축한다. 한 부위(엄지)에서 생긴 통증이 통증반사를 자극해 다른 부위(손 근육)를 수축하는 것은 자연스러운 반응이다. 하지만 반사적으로 근긴장이 쌓인 경우엔 문제가 된다. 근긴장 때문에 통증이 원래 있던 부위에 통증반사가 생겨 또다른 형태의 근수축을 촉발시키고, 이때의 근수축으로 인해 통증 감지기가 더욱 자극을 받는 악순환 사이클vicious cycle이 발생하기 때문이다. 자동차 사고로 인해 편타성 손상whiplash injury을 당한 사람에게도 이러한 악순환 사이클이 일어난다. 사고로 인해 척추 주변 인대가 찢기면 통증이 생기는데 이 통증으로 인해 목과 등 근육이 반사적으로 강력하게 수축한다. 이때의 근수축으로 목에 압력이 발생하면 원래 통증 부위에 더 많은 통증이 생기게 된다.

통증을 일으키는 근육 활동은 보통 의식 레벨 아래에서 이루어진다. 예를 들어, 밤에 잠을 자려고 누운 경우를 생각해보자. 하루 일과가 끝나고 몸을 움직일 필요가 없어지니 어깨 근육은 이완되며, 보통 이렇게 쉬고 있는 동안 근육은 활용되지 않으니 에너지가 소모되지 않는다. 하지만 많은 이들이 쉴 때에도 쉽게 긴장을 떨쳐버리지 못한다. 왜냐면 이미 근육을 이완시키는 능력을 잃어버린 상태로 변했기 때문이다.

어떤 고객들은 "제 목 근육이 매우 뻣뻣해요" 하며 문제를 호소한다. 하지만 정확히 표현하면 그들의 목 근육은 '뻣뻣해지고 있는 상태'에 있는 것이다. 근육을 단지 뻣뻣한 '물체'로 간주한다면 그 물체에 우리가 할 수 있는 일은 아무 것도 없다. 이러한 잘못된 이미지 때문에 우리는 자신을 '통제할 수 없는 환경의 피해자'로 간주한다. 근육을 '뻣뻣해지고 있는 상태'로 받아들인다면, 자연스럽게 '누군가가 뻣뻣하게 만들고 있다'는 생각을 하게 된다. 그 사태를 인지하고 있지 못하거나, 또는 인지하고 싶지 않다 할지라도 이때의 '누군가'는 바로 '당신'이다. 근육에는 마음이 없다. 마음은 당신에게 있다. 무의식적인 과정을 통해 근긴장이 일어났지만, 의식적인 트레이닝을 통해 이완할 수 있는 이유가 여기에 있다. 몸에서 일어나는 일에 운동감각 인지를 확장시킬 수 있다면 긴장된 근육을 의식적으로 활용해 원래대로 되돌릴 수 있다.

근막통

근긴장이 지속적으로 발생하면 근막 섬유에 비틀리는 힘이 가해진다. 이런 상태가 오래 지속되면 섬유는 딱딱해져 자세 문제를 일으키거나 움직임의 자유는 제한된다. 이때 생기는 문제를 근막통 또는 근막긴장이라 한다.

근육이 오랫동안 긴장되어 압박이 생기거나 비틀린 자세로 생활하다 보면 근막층을 단축시키거나 서로 다른 근막층을 유착adhesion시키는데, 이로 인해 근막통이 발생하며 움직임에 제한이 생긴다. 근막이 비틀리는 것은, 마치 비닐팩이 쪼그라들어 원래대로 펴지지 않는 상태와 비슷하다. 수술을 받거나 부상을 당하면 보통 몸에 반흔scars 조직이 형성된다. 반흔은 결합조직으로 이루어져 있다. 이렇게 생긴 근막 제한은 근막이완요법을 받으면 도움이 된다. 물리치료사나 수기요법 전문가가 직접적인 핸즈온hands-on 치료법을 통해 비틀리거나 유착된 근막 조직을 이완시켜준다면 가동범위를 개선시킬 수 있다. 숙련된 근막이완 전문가는 상황에 따라 부드러운 기법과 강한 기법을 적절히 활용해 근막 조직을 치료할 수 있다.

근막통과 신경근통은 보통 함께 발생한다. 예를 들어, 고관절(엉덩관절)에 통증이 생겨 5년 동안 유연성이 떨어졌다면, 이때 통증은 근막 단축을 일으키는 원인일 수 있다. 하지만 DMP로 인한 근육 단축으로 인해 근막 단축이 일어날 수도 있다. 긴장된 부위에 통증을 느끼는 사람은 보통 긴장과 통증이 함께 하는 것이라고 믿어버린다. 수많은 사람들을 치료한 내 경험에 의하면, 부드러운 인지운동으로 운동감각 인지만 바뀌어도 겉으로 보기에 '긴장'된 근육이 즉각적으로 풀리곤 했다. 해당 근육을 수기요법으로 늘리거나 분리시키지 않고도 긴장이 제거된 것이다. 보통 이런 경우 그들 몸에 긴장이 생긴 것은 실질적인 근막 유착보다는 DMP와 더 밀접한 관련이 있다.

신경근 문제와 근막 문제는 서로 겹치는 부위가 있어서 임상에서 둘의 문제를 정확히 양분하기 쉽지 않다. 하지만 치료법의 형태에 따라서는 이들을 굳이 분리해 생각하지 않아도 된다. 이 책에서 소개하는 근육재훈련 운동은 신경근통과 근막통 모두에 효과가 좋다. 나는 이 운동법으로 도움을 받은 수많은 사람들을 보아왔다. 하지만 통증 문제의 원인이 복잡한 경우엔 숙련된 수기요법 전문가의 도움이 필요하다. 수기요법을 통해 특수한 신경근 문제 또는 근막 문제를 바르게 교정한 다음 근육재훈련 운동을 통해 고객 스스로 문제를 해결해 나갈 수 있도록 하는 것이 좋다.

부상과 사고로 인한 근육 반응

몸에 긴장이 계속 가해지면 근육 단축이 생길 수 있다. 또, 근육 단축으로 긴장이 계속 쌓이면 특수한 형태의 부상을 당하지 않았는데도 아플 수 있다. 물론 직접적인 부상을 당해도 통증이 일어난다. 부상이란 '신체 구조에 물리적 손상을 입은 것'을 지칭한다. 반면, 근육 보호 반응 또는 근육 반응 muscular reactions은 몸에 실질적인 손상이 없는데도 근육 단축이 일어난 현상이다. 근육 반응이란 감각 입력이 강하게 일어나면서 근육을 보호하기 위해 발생하는 근수축 반응이다. 예를 들어 누군가 팔을 획 낚아 채거나, 빙판 길에 넘어져 바닥에 등을 찧는 경우에 근육 보호 반응이 발생한다. 부상이 생기면 항상 연관된 근육 반응이 생긴다. 하지만 근육 반응이 있다고 해서 반드시 부상으로 이어지는 것은 아니다.

부상으로 인한 통증: 스튜어트Stuart

근골격계 손상이나 염좌가 생기면 자동적으로 주변 근육에 보호 반응이 생긴다. 신장반사와 통증반사(이에 대해서는 앞에서 이미 소개했다) 같은 것이 이에 해당된다. 예를 들어, 달리다가 구멍에 발을 헛디딘 경우 발목을 삐게 된다. 발목 관절이 접히는 순간 비틀린 주변 근육엔 신장반사가 일어나 그 근육을 수축시킬 것이다. 발목에 가해지는 힘이 강하지 않으면 신장반사에 의해 발목 부상이 예방되지만, 지나치게 강하면 인대가 손상되거나 뼈가 부러질 수도 있다. 이때 실제 부상이 생기든 아니든 상관없이 이때의 충격에 의해 통증반사가 일어나고, 연속적으로 강한 근육 수축으로 이어진다. 부상 부위에 자동적으로 근육 수축이 일어나면 그 부위를 효과적으로 고정시켜 통증이 일어나는 움직임을 차단한다. 부상 당한 부위를 계속 움직이면 부상이 더욱 심해질 수 있다. 따라서 부상 후 움직임을 제대로 회복시키려면 부상당한 발목 주변 조직을 먼저 치료해야 한다.

　몸은 자기 치유를 할 수 있도록 유전적으로 프로그램 되어 있다. 이러한 치유가 때로는 자연적으로 일어나지만, 때로는 보조기나 슬링의 도움을 받아야 할 때도 있다. 심하면 수술이 필요하다. 뼈만 손상을 입는 것은 아니다. 근육이 찢기거나, 인대에 염좌가 생기는 등, 연부조직도 손상을 입는다. 멍이나 부종이 생기는 것은 세포, 혈관, 결합조직 등이 손상을 입었다는 증거다. 힐링은 부상으로 생긴 잔흔을 점차 씻어내는 과정이다. 이를 통해 부상 당한 조직이 점차 회복된다.

부상을 당한 후에도 근육에 신장반사와 통증반사가 그대로 남아 근긴장을 가중시킬 수 있다. 부상 후 오랜 시간 통증에 시달린 사람에게 종종 이런 현상이 발생한다. 근긴장이 오래 지속되어 생기는 통증과 강직으로 인해 회복 후에도 움직임이 대폭 감소될 수 있다. 나는 외상을 입은 후 오랜 시간 통증 문제에 시달리는 사람을 여러 명 치료해봤다. 고층 사다리에서 떨어진 일꾼, 비계(건축 현장에서 높은 곳에서 일할 수 있도록 설치한 가건물 － 옮긴이) 아래로 넘어진 건축가, 차나 트럭에 치인 보행자, 눈 덮인 언덕을 넘어오다 다중 골절을 당한 스키선수 등은 부상이 회복된 후에도 움직임이 감소하거나 통증이 증가해 고통을 받았다.

스튜어트가 그런 사람 중 하나였다. 50세가 된 스튜어트는 벌목을 하다 부상을 입었다. 자신이 자른 나무가 자신을 친 것이다. 그는 떨어지는 나무에 다리를 다쳐 굴렀는데 우측 대퇴골이 산산조각이 났다. 솜씨 좋은 정형외과 의사가 제때 치료를 한 것은 다행이었다. 하지만 의료적인 행운이 있었음에도 불구하고 치료 후 몇 개월 동안 다리를 절고, 우측 허벅지 통증과 엉덩이 통증에 시달려야 했다. 그래서 이를 개선해보고자 다리와 엉덩이 부위 강화 운동과 스트레칭을 해봤지만 별 차도는 없었다.

내가 처음 스튜어트를 보았을 때 그는 지팡이를 짚고 있었다. 예전에 그는 장거리 달리기를 하기도 했는데 이제는 트레드밀에서 몇 분만 조심스레 걸어도 오른쪽 허벅지에 경련이 일어났다. 그는 '스스로 멈출 수 없는 근육 긴장'을 지니고 있었다.

이러한 사실을 모른 채 스튜어트는 자신의 근육을 강화시키고 스트레칭 시키기 위해 성실히 노력했다. 하지만 근긴장은 점점 심해지기만 했다. 그의 근육 긴장은 사고 후 멈추지 않은 보호반사 때문이다. 신장반사가 여전히 그의 몸에 남아 녹아 내리지 않고 부상이 치료된 후에도 여전히 다리를 보호하려고 긴장을 만들어내고 있었다. 이렇게 신장반사(이 반사가 일어나면 스트레칭이 억제된다는 사실을 기억하라)가 활성화되어 있는데도 스튜어

트는 뻣뻣해진 자신의 근육을 더 늘리려고 했다. 이러한 시도가 오히려 근
긴장을 더 강하게 만들었다. 설상가상으로 다리 근육에 강한 근력운동을 했
으니 안 그래도 단축된 근육이 계속 단축된 것이다. 요약하면, 스튜어트는
강화운동과 스트레칭으로 문제에 문제를 더한 셈이다.

　나는 그에게 수기요법을 해주고, 교정 운동과 신체 정렬 테크닉을 알려주
었다. 스튜어트의 긴장된 다리 근육을 이완시켜준 후 절뚝거리는 다리로 몇
개월간 걸으며 잘못 각인된 움직임 습관을 개선시켜 주었다. 5번의 세션과
적절한 운동을 하면서 그는 통증 없이도 걸을 수 있게 되었다. 두 달이 지나
서는 숲으로 난 길을 다시 뛰어다닐 수 있게 되었다.

근육 반응으로 인한 통증: 테드Ted

연부조직뿐만 아니라 몸의 구조적인 측면에 부상이 생기면 항상 통증이 발
생한다. 하지만 부상이 없어도 신장반사로 인한 근긴장이 생기면 아플 수
있다. 반사 때문에 더 큰 부상이 예방되곤 하지만 이때의 근긴장에 의해 통
증반사가 촉발될 수 있는 것이다. 이렇게 자극 받은 통증반사로 인해 더 강
한 근긴장, 더 큰 통증이 이어질 수 있다. 사고를 당한 후 생긴 일련의 근육
반응으로 인해 마치 실제 부상이 계속 있는 것처럼 통증이 일어날 수 있다.
실제 부상이 생겼을 때 부상 치료를 하면 아무 문제 없이 해결된다. 하지
만 근육 반응으로 생긴 통증을 부상으로 오인하고 그 문제에 접근하면 잘못
된 결과를 가져올 수 있다. 근육 반응으로 생긴 반사적 긴장을 제대로 제거
하지 못할 수 있기 때문이다. 부상이 치유되려면 시간과 적절한 의료적 접
근이 필요하다. 하지만 보호반사로 인해 긴장된 근육은 이완과 재훈련이 필
요하다. 이 양자는 상호 보완적이긴 하지만 근본적으로 서로 다른 접근법이
필요하다.

　나에게도 보호반사와 부상을 쉽게 구분하지 못했던 경험이 있다. 예전에
나는 폭풍이 몰아치는 동안 차 뒷좌석에 짐을 싣고 있었다. 그런데 차에 짐
을 다 실으려는 순간 강한 돌풍이 몰아쳐 차문이 닫히며 내 오른팔이 문에
낄 상황에 처했다. 문이 꽝 하고 닫히기 전에 손을 빼내려 애를 쓰다가 갑자
기 오른쪽 어깨에 통증이 생겼고, 움직일 때마다 통증은 증가하게 되었다.

차에 짐을 실으려고 계속 시도했지만 매번 극심한 통증이 어깨에 느껴졌다. 통증이 너무 날카로워서 나는 어깨에 심각한 부상을 입었다고 착각했다. 그래서 이런 상황에서 생길 수 있는 문제들을 되짚어 봤다. 어깨 근육이 찢긴 건 아닐까? 어깨 인대에 염좌가 생긴 걸까? 계획한 여행을 계속 해나갈 수 있을까?

나는 바로 자리에 누워 이완해보았다. 의식을 어깨에 집중하자 근육이 극도로 긴장되어 있는 게 느껴졌다. 그래서 왼손으로 오른쪽 어깨 주변을 비벼봤더니 몇 군데 통증 포인트가 감지되었다. 의식적으로 어깨 전체를 이완해보았더니 15분 정도가 지나자 대부분의 통증은 사라졌다. 다시 일어나서 짐을 들어보니 약간의 통증만 느껴졌다. 그래서 차에 짐을 모두 싣고서 여행을 떠났다. 한 시간쯤 지나자 약간의 통증마저 모두 사라지고 다시 느껴지지 않았다.

도대체 나에게 무슨 일이 일어난 걸까? 처음에 나는 사고시 받은 힘과 통증의 강도 때문에 어깨에 부상을 입었음이 확실하다고 여겼다. 하지만 사고 후 겨우 한 시간 만에 통증은 사라졌다. 이는 실제 부상이 일어난 것은 아니라는 증거이다. 사실 나는 어깨에서 강력한 근육 보호반사를 경험한 것이다. 이러한 보호반사 때문에 어깨 관절이 보호를 받았을 것이다. 내가 느낀 통증도 보호반사로 인한 근긴장 때문이었다. 그래서 단지 어깨 근육을 마사지 하고 이완시키는 단순한 처치만으로도 근육 반응을 멈출 수 있었고, 근긴장이 멈추자 통증도 멎었던 것이다.

그때 내가 멈춰서 팔을 이완시키지 않았다면 어떤 일이 발생했을까? 다치지 않은 왼팔로 짐을 싣고 바로 떠난 상황을 상상해보자. 상황이 악화되지 않는다면 긴장된 어깨는 시간이 지나 저절로 이완되었을 것이다. 하지만 근육 반응이 강하게 오래 지속되었다면 오른쪽 어깨가 계속 아팠을 것이고, 통증반사 때문에 근육 수축이 계속 일어났을 지도 모른다. 즉, 통증이 근긴장을 야기하고, 근긴장이 통증을 만드는 악순환 사이클에 갇히게 되었을 것이다. 이런 종류의 악순환 사이클은 몇 시간, 며칠, 몇 개월, 또는 몇 년간 지속되기도 한다.

테드에게도 이런 일이 일어났다. 그는 내게 상담을 받으러 찾아왔는데, 장작 더미를 한 곳에서 다른 곳으로 옮기려다 어깨에 통증이 생겼다고 했

다. 커다란 장작을 멀리 던지는 순간 찌르는 듯한 통증이 오른쪽 어깨에서
느껴졌는데 처음엔 이를 무시했다고 한다. 하지만 조금 지나 통증이 없어지
는 것처럼 보여서 주의하면서 계속 장작을 옮겼고, 다음 날이 되어 오른손
을 어깨 위로 들어올리려 하자 아파오기 시작했다. 그는 자신의 문제가 나
무 장작을 던질 때 근육이 찢겨서 생긴 걸로 간주했다.

통증이 계속 사라지지 않고 3개월이 지나자 테드는 어깨에서 뭔가가 찢어
진 게 아닐까 하는 의심을 하게 되었다. 손을 어깨 위로 들어올릴 때마다 날
카로운 통증이 느껴져서 그렇게 의심할 수밖에 없었다. 테드는 매우 키가 크
고 상체 근력도 매우 강한 사람이었다. 그런데 별로 무겁지도 않은 나무를 던
지는 행동 하나로 그런 문제가 발생하는 이유를 도무지 알 수가 없었다.

나는 테드에게, 만약 어깨에 부상이 생긴 거라면 몸은 자체적으로 치유를
하게 된다는 설명을 해주었다. 적어도 그 문제가 부상 때문이라면 부분적
으로라도 치유되는 게 맞다. 그는 자신의 통증이 사고 이후 조금도 개선되
지 않았다고 호소했다. 그래서 나는 즉시 그의 문제가 방어적인 근육 반응
이 제거되지 않아서 생긴 것이라는 추측을 할 수 있었다. 테드는 회전근개
rotator cuff가 찢겨서 문제가 생긴 걸로 여기고 있었다. 회전근개는 어깨 심부
에서 팔을 회전시키는데 관여하는 근육들을 모아서 부르는 용어이며, 이 근
육은 어깨 관절을 안정화시키는 역할을 한다. 만약 회전근개가 찢기면 심한
경우 수술을 받아야 할 수도 있다. 당시 나는 테드의 어깨 엑스레이 사진을
보지 않은 상태였기 때문에 부상이라는 가정을 미뤄두고 어깨 근육 상황을
먼저 보자고 했다.

먼저 그를 치료 테이블에 눕혔다. 그런 다음 그의 오른쪽 어깨를 부드럽게
움직이면서 주변의 근육들을 가볍게 눌러보았다. 나는 그의 어깨 근육이 반
사적으로 긴장되어 있다는 사실을 확인시켜 주었다. 30분 정도 근육재훈련
요법을 시행했더니 테드는 자신의 어깨 주변 근육에 대한 운동감각 인지력
을 충분히 확보할 수 있게 되었고, 팔을 어깨 너머로 통증 없이도 움직일 수
있게 되었다.

테드는 지난 몇 년간 자신의 몸에 점점 긴장이 쌓이고 유연성이 떨어졌다
고 말했다. 온종일 컴퓨터 앞에서 일하는 통에 운동도 많이 할 수 없었다고
한다. 이런 생활을 하면서 그의 어깨는 만성 긴장 상태가 되었다. 이미 긴장

이 많이 쌓인 상태에서 장작을 던지는 동작이 문제를 일으킨 것이다. 근육 반응으로 인한 통증은 이렇게 어느 정도 근긴장과 운동감각 기능장애를 지닌 사람에게 더 자주 일어난다.

만일 테드가 자신의 어깨 통증을 교정하려는 시도를 하지 않았더라면 그 문제는 계속 남아 있었을 것이다. 운동감각을 자극하는 적절한 접근법과 수기요법을 통해 새로운 형태의 감각 입력이 일어나지 않았다면 그의 어깨 긴장은 풀리지 않았을 수도 있다. 어깨의 근육 긴장은 진행되어 근막 긴장과 제한을 가져오게 되고, 더 발전하게 된다면 팔을 어깨 위로 올리지도 못하는 상황에 처하게 될 수도 있다. 그리고 그 상황에 적응하여 문제를 가지고 살아가야 했을지도 모른다. 나는 이와 같은 상황에 처한 사람들을 수없이 만나 보았다. 그런데 대부분의 사람들이 자신의 통증이 관절염이나 다른 종류의 질환 때문에 생긴 것으로 착각하고 있었다. 완전히 문제의 원인을 오인한 것이다.

긴장 가득한 환경에서 일하거나 또는 부상을 당한 후에 몸에 통증이 생긴다면, 이때의 통증이 어느 정도의 부상으로 인해 비롯된 건지, 또는 부상이 그 통증의 원인인지 아닌지 정확하게 판별해 내기란 거의 불가능하다. 여기서 테드가 실제 부상을 당했는지 안 당했는지는 그다지 중요한 문제가 아닐 수도 있다. 왜냐면 부상이 있든 없든 그의 문제를 해결하는 방법은 동일하기 때문이다. 바로 반사적으로 긴장된 근육을 이완하여 온전한 어깨 움직임을 되찾는 것이 그것이다. 보호반사를 없애면 통증은 사라지고, 그러지 못하면 문제는 계속 남게 된다.

부상이 정말 있는지 없는지 확인하는 것은 매우 중요하다. 왜냐면 자신의 상황을 개선하는 데 영향을 줄 수 있는 요인이 무엇인지 정확히 알 수 있기 때문이다. 하지만 실제 보호반사 때문에 생긴 문제를 부상 때문이라 믿는다면 문제를 해결할 수 있는 효율적인 행동을 취할 수 없을 것이다. 예전에 나는 엉덩이에 통증을 지닌 여성 한 명을 치료한 적이 있다. 그녀는 자신의 문제가 근육이 다쳐서 생긴 것으로 오해하고 있었다. 그녀에게 언제 그런 일이 생겼냐고 물어보니 일 년도 더 오래 전에 생긴 부상 때문이라고 대답했다. 나는 그녀에게, 부상이 그렇게 오래 전에 생겼다면 몸이 지금까지 자체 치료를 했을 것이라고 이야기 해주었다. 엉덩이를 다친 시점부터 그녀는 부상 때문에 자신의 엉덩이 근육에 문제가 생긴 것이라는 잘못된 생각을 지니고 살아온 것이다.

그녀는 근육이 단축되어 자신의 통증 문제가 생겼다고 착각을 하게 되었고 이를 해결할 수 있는 가능성을 모색해보았다. 그러면서 언젠가는 문제가 사라지지 않을까 하는 희망을 품게 되었다. 사실 그녀가 자기 근육에 뭔가 손상이 생겼다는 결론을 내렸지만 실제 문제는 신경계가 '수축' 하라는 신호를 계속 보내는 데 있었다. 그런데도 문제의 원인을 다르게 생각하여 근육 강화 운동을 통해 이를 해결해 보려 했다. 하지만 문제는 조금도 개선되지 않았다. 사실 강화 운동이란 무거운 물체에 저항을 주는 운동인데, 이런 운동을 잘못 하면 오히려 단축된 근육을 더욱 더 단축시키게 된다. 오랫동안 불수의적으로 단축된 근육 때문 생긴 문제는 오직 해당 근육의 반사적 수축을 정지시켜야만 해결할 수 있다.

이런 문제를 당한 사람에게 조언을 하자면 다음과 같다. 만약 여러분이 심한 사고가 생긴 후 몇 개월 후에도 지속적인 통증을 앓고 있는데 의사는 신체 구조에 아무런 문제가 없다고 한다면, 우선 문제의 원인을 반사적인 근육 반응 때문으로 간주하라. 근육 반응은 교정할 수 있다. 운동감각 인지를 높여 근육 통제력을 확보하면 된다. 문제의 원인을 절망적인 부상으로 여기기 보다는, 신경근 시스템을 재훈련 하는 인지운동을 통해 긴장된 근육을 이완하고 유연성을 높여보도록 하라.

보상으로 인한 근육 반응

특정한 근육 반응이 없어지지 않고 때로는 다른 근육을 단축시킬 수도 있다. 이를 근육 보상muscular compensation이라 한다. 사실 한 사람의 몸에도 이러한 근육 보상이 다양하게 생길 수 있다. 로니Ronnie의 경우를 살펴보면서 근육 보상이 생기는 이유를 알아보자.

복합적 근육 반응: 로니Ronnie

로니는 33세로, 교통 사고를 당했다. 좌회전 하려고 기다리는 동안 다른 차가 그녀의 차 정면을 들이 박았으며 이로 인해 목에 편타성 손상을 입었다. 편타성 손상으로 인한 통증이 생긴 이후엔 반사적인 근육 반응이 복합적으로 진행되었다. 로니는 사고 후 얼마 안 가 다시 원래의 웨이트리스 일로 복귀하였고, 목의 통증이 점차 없어지길 기대하며 물리치료를 받았다. 하지만 몇 개월이 지나도 통증은 개선될 기미가 보이지 않았다. 사고 후 가볍게 느껴지던 두통은 점차 지속적인 두통으로 바뀌었으며 3~5일 간격으로 주기적으로 변하였다. 또 목 뿐만 아니라 어깨 뒤쪽을 가로질러 통증이 지나다녔으며, 팔 위쪽에서 척추를 타고 허리로 내려와 엉덩이 뒤쪽까지도 통증이 느껴졌다.

로니는 세 살 난 아들을 돌봐야 했기 때문에 직장을 그만 둘 수는 없었다. 그래서 그토록 복합적인 형태의 통증에 시달리면서도 계속 일을 해야만 했다. 그녀가 할 수 있는 유일한 해결책은 두통약을 먹는 것이었다. 하지만 약 값은 매우 비쌌고, 약 기운 때문에 몽롱한 상태로 지내야 했다. 로니는 일 년 정도 이런 상태에 시달리다 의사의 추천으로 나를 찾아오게 되었다.

로니의 문제는 보호반사 때문에 비롯되었다. 사고의 충격과 통증으로 인해 자연적으로 근육 긴장이 생겼던 것이다. 그녀는 통증이 점차 몸 전체로 퍼져나가는 인상을 받았는데, 사실 사고로 인해 생긴 근육반사로 인해 몸 전체 근육이 영향을 받게 된 것이다. 또, 긴장되어 피로해진 근육에 의해 통증이 생기고 이런 문제가 퍼져나가는 것처럼 느껴졌다. 뿐만 아니라 보호반사로 인해 척추 유연성도 떨어지고, 이렇게 생긴 뻣뻣함을 보상하려고 어깨, 팔, 엉덩이 근육이 더 심하게 일을 하게 되었다. 근육 보상 문제는 점차 척추 근육 긴장을 높였고, 이 모든 긴장과 통증 때문에 로니는 자신의 몸 전체를 완전히 이전과는 다르게 움직이게 되었다. 결과적으로 새로운 형태의 DMP가 만들어진 것이다. 로니는 걸을 때 머리, 몸통, 그리고 골반을 자연스럽게 회전시키지 못했고, 몸을 돌려 뭔가를 잡으려 하면 상체 전체가 하나의 얼음 덩어리처럼 움직였다. 그녀가 나를 만나러 왔을 때쯤엔 이렇게 시멘트 벽돌처럼 움직이는 것에 너무 익숙해져서 자신이 그렇게 움직인다는 사실도 인지하지 못하고 있었다. 로니는 병원 물리치료실에서 강화운동을 했지만 사고 이후 몸 전체로 퍼져나간 보호반사를 해결하는 데 아무런 도움도 받지 못했다.

처음 세션에서 나는 그녀의 목과 등에 쌓인 긴장의 양을 확인하고는 그렇게 지속적인 두통이 있는 것도 당연하다고 생각했다. 내가 근육 긴장이 어떻게 그토록 심한 통증을 일으키는지 설명했지만 로니는 매우 부정적인 태도를 취했다. 그녀는 자동차 사고로 인한 편타성 손상 때문에 머리에 영향이 간 게 틀림이 없다는 생각을 하고 있었다. 하지만 의사는 로니의 머리에 아무런 손상이 없다는 진단을 내렸다. 이 진단은 정확했다. 하지만 로니는 그동안 자신의 두통을 제대로 설명해주는 사람이 없다는 것에 매우 화가 나 있었다. 그리고 통증을 완화시킬 수 없는 상황에 대한 분노는 기존의 통증을 가중시키기만 했다.

그녀의 상태는 너무 심각하여 여러 번의 수기요법 세션과 느리고 부드러운 근육재훈련 운동을 병행해야 했다. 스트레칭 운동은 오히려 근육을 더욱 긴장시켰다. 그녀는 통증에 대한 민감도가 매우 높아져 있었다. 그래서 수기요법을 통해 목과 어깨에 가벼운 마사지만 받아도 여러 날을 강한 통증과 두통에 시달려야 했으며, 근육 보호반사가 활성화 되어 원점으로 돌아오곤 했던 것이다. 로니처럼 오랜 시간 통증을 참아오던 사람은 근육이 풀리면서 통증 민감도가 올라갈 수 있다. 비록 그녀가 통증을 참는 데 익숙해져 있었지만 치료 과정은 쉽지 않았다.

근육재훈련을 통해 로니의 운동감각 인지가 증가하면서 긴장되었던 근육은 점차 이완되기 시작했다. 이 과정에서 로니는 몸 여기 저기 퍼져있던 통증들이 서로 연결된 근육 반응 때문이라는 것을 알게 되었다. 습관적, 반사적 근육 긴장으로 인해 통증이 생겼다는 것을 감지할 수 있게 되자 일상 생활 동작을 하면서도 그 긴장을 이완시킬 수 있게 되었다. 그녀는 매일 교정운동을 하면서 자신의 근육을 다시 훈련시켰고 척추와 목의 뼈 배열을 개선시켜 나갔다.

목 뒤쪽 근육의 강한 긴장으로 인해 야기되었던 두통도 점차 완화되기 시작했다. 매주 나를 방문하면서 거의 6개월 동안 근육재훈련을 한 후 그녀의 두통은 말끔히 사라졌고, 마침내 아들과 썰매를 타러 다닐 수도 있게 되었다. 사실 썰매를 타다가 넘어져 얼굴부터 바닥을 찧으며 언덕을 굴러 내려갔었다고 한다. 그런데도 다음 날 아무런 통증이 없었다. 나를 처음 찾아왔던 이는 단지 로니라는 건강한 자아의 그림자였을 뿐이다. 하지만 문제가 모두 사라진 이후 로니는 본래의 생명력 넘치는 영혼을 회복하게 되었다.

로니와 같은 문제를 지닌 이들은 수없이 많다. 나처럼 운동감각 인지를 높여주는 소마틱스somatics 분야 전문가를 찾아와 신경근 문제의 뿌리를 제거하지 않았더라면, 그녀의 문제는 계속 남아 있었을 것이다. 로니는 탈출할 수 없는 통증 악순환 사이클에 갇혔던 것이다. 그녀가 자신의 근육을 재훈련 하며 운동감각 인지를 높여 DMP를 해결하지 못했다면 어떻게 되었을까?

만일 로니가 일 년 전 사고를 당한 후 바로 이러한 인지운동을 했더라면 좀 더 빨리 문제가 해결되었을 것이다. 통증을 인내하며 살아온 시간 동안 오히려 통증 문제는 더욱 확산되기만 했다. 단지 통증을 견디는 태도로는 사고로 인한 몸의 반응을 제거하기도 어렵고, 이에 따른 몸의 보상 작용도 해결하기 어렵다. 로니는 복합적인 근육 보상 반응으로 인해 엄청난 감정적 스트레스를 받아야 했으며, 문제의 원인을 명확히 알 수 없는 상태에서 일 년 동안 통증을 감내해야 했다.

사고가 생기고 나서 바로, 또는 몸에 부상을 입고서 이를 치료한 바로 다음에 근육재훈련을 하는 게 가장 이상적이다. 보호반사가 가중되고 복합적으로 변하기 전에 근육재훈련을 하면 이를 빠르게 역전시킬 수 있다.

인지 탐험 4.

등을 바닥에 대고 누운 자세에서 무릎을 굽히고 양 발바닥을 바닥에 댄다. 양손을 허리에 대고 허리를 오른쪽으로 굽힌다. 이때 오른쪽 골반이 오른쪽 어깨 방향으로 움직일 수 있도록 측굴 해보라. 허리에 아치가 생기지 않은 상태에서 우측굴 동작을 한다. 오른손으로는 굴곡할 때 허리 근육이 수축하는 것을 감지하라. 이 동작을 할 때 복부 측면 근육 또는 복사근(그림 5-4 참조)이 쓰인다. 오른쪽 허리 근육이 짧아지는 것을 느끼는 것과 동시에 왼쪽 허리 근육이 신장되는 것도 느껴보라.

그런 다음 반대로, 왼쪽 허리 근육을 수축하면서 오른쪽 허리를 신장한
다. 복사근이 활용되었을 때 몸통 전체가 어떻게 움직이는지 확인하라. 이
와 같은 동작을 좌우 반복한다. 양쪽 허리 근육이 짧아지고 늘어나는 느낌
이 확연히 감지될 때까지 동작을 한다. 허리의 측굴은 골반, 척추, 어깨 움
직임이 일어나기 위해 꼭 필요한 동작이다.

5

이동, 정렬, 자세

힘에 대항해 다투지 말라. 힘을 활용하라.
- 벅민스터 풀러*Buckminster Fuller*

이 장에서는 나를 찾아오는 환자들의 몸을 이동시키고, 바르게 정렬시키고, 올바른 자세를 만드는 것에 대한 핵심적인 정보를 소개하도록 하겠다. 근육은 뼈를 움직이고, 뼈는 근육이 기능하는데 견고한 토대가 된다. 그러므로 이동, 정렬, 자세, 이 세 요소는 근육이 기능함으로써 발생하며 운동감각 인지를 통해 통제된다.

이동은 몸을 움직인다는 뜻을 지니고 있으며, 매우 역동적인 과정을 통해 일어난다. 이동, 즉, 움직임으로써 우리는 '몸을 지닌 개인'을 세우고 또 드러낸다. 누군가 자신의 몸을 이동시키는 모습을 보면 그가 어떻게 자신의 몸과 감정을 느끼고 있는지, 또 에너지 수준은 어느 정도이며, 운동감각 인지가 얼만큼 되어 있는지 등 많은 것들을 알 수 있다. 좋은 이동을 하기 위한 특별한 신체 자세라는 건 존재하지 않는다. 왜냐면 이동은 지속적은 '신체 재조정 과정'이기 때문이다. 반면, 자세라는 것은 몸을 특정한 위치에 의식적으로 또는 무의식적으로 고정시키는 것을 말한다. 우리는 '좋은 자세', '나쁜 자세'라는 말을 자주 듣는다. 근육을 재훈련 시키기 위해 나는 '자세'라는 용어를 '정적으로, 또는 정지된 채 고정된 상태'로 정의한다. 마지막으로, 정렬이라는 단어는 뼈들의 배열을 의미한다. 이 단어는 뼈와 뼈가 서로 어떻게 관계를 맺고 배열되어 있는지 기술하는 전문 용어이다.

중력장 안에서 쉽게 움직이기

몸, 마음, 감정이 조화로운 관계에 있다면 '온전한 나'의 기능이 발현되며, 통증 없이도 쉽고, 편하게 움직일 수 있는 잠재력이 있다. 그리고 이 '온전한 나'는 움직임을 구조화organization 시킨다. 움직임이 좋으면 몸의 정렬 상태도 좋으며, 결과적으로 더 나은 신체 느낌을 지닌 채로 유동적이고도 우아하게 이동할 수 있다.

이렇게 자연스런 움직임이 제대로 이루어지려면 중력의 속박에서 벗어나는 것이 중요하다. 중력이란 우주의 모든 사물이 서로 당기는 인력이다. 이러한 인력이 없으면 물질 세계는 해체된다. 지구가 인간보다 더 크기 때문에 그 인력에 의해 인간이 지구에 서 있을 수 있는 것이다. 우주선이나 로켓을 타고 빠른 속도로 대기권을 벗어나지 않는 이상 우리는 지구가 잡아 당기는 힘에서 벗어날 수 없다.

중력은 유기체의 구조에 중요한 역할을 한다. 특정 유기체의 구조는 이를 결정짓는 요소들에 의해 형상화 되는데, 이러한 요소에는 감각 인지, 운동 인지와 같은 내적인 요소와 지구의 중력 같은 외적인 요소가 포함된다. 지구 위의 모든 생명체는 중력장 안에서 진화해 왔으므로, 인체의 근골격계도 이에 맞게 형상화되어 있다. 따라서 인체 구조가 중력에 맞추어 기능하여야 서고, 움직이는 동작이 가능해진다. 만일 몸이 지구 중력에 순응하지 못하게 되면 움직임이 제대로 이루어지지 않게 될 것이다.

중력이 움직임에 중요한 역할을 하지만, 인간이 기립 자세를 유지하는 데 중력이 큰 장애물이라고 생각하는 이들이 많다. 전통적인 해부학 책을 보면, 척추 양 옆을 가로질러 지나가는 척추기립근(척추세움근)을 항중력근antigravity muscles으로 부르는데, 이는 매우 잘못된 생각이다. 항중력근이라는 표현에는 우리가 '중력과 싸우면서 서 있어야 한다'는 관념이 담겨 있다. 정렬이 잘 이루어진 몸에서는 중력이 그 몸을 제대로 지지해주지만, 정렬이 틀어지면 중력이 몸을 아래로 당기게 된다.

이 책에서 소개하는 운동법은 근육 톤의 균형을 이루고 운동감각 인지를 높여 몸을 더 잘 이동시키고, 균형 잡힌 정렬이 일어날 수 있도록 돕는다. 몸을 더 잘 이동시킬 수 있게 되면 중심 정렬이 좋아지고, 몸의 정렬이 개선

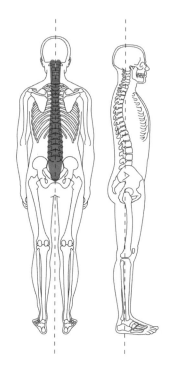

그림 5-1   수직 정렬 VERTICAL ALIGNMENT

되면 움직임은 쉬워지고 통증은 없어진다.

장력통합 구조

인체의 근골격계를 대략적으로 살펴보라. 그러면 근골격계가 구조를 어떻게 지지하는지에 대한 그림이 그려진다. 근골격계는 압력 구조compressive structures와 장력 요소tensile elements라는 두 종류의 서로 다른 지지 구조로 나뉠 수 있다. 압력 요소를 형성하는 골격계는 말 그대로 압력에 저항하여 몸체를 지지한다. 테이블 다리는 테이블 본체가 가하는 무게를 지지하며 테이블이 무너지지 않게 저항해주는 압력 요소이다. 몸이 붕괴되지 않도록 받쳐주는 뼈와 연골은 인체의 압력 요소라고 할 수 있다.

장력 요소는 인체에서 근육계에 해당된다. 근육계는 당기는 힘을 만들든지 스트레칭에 저항함으로써 근골격계 전체를 지지한다. 텐트 치는 것을 예로 들어보자. 텐트 바깥 쪽에 로프를 달아 단단하게 지면에 고정시키면 텐트 구조의 안정성이 증가하고, 이 로프 때문에 텐트가 과도하게 늘어나거나 쭈그러들지 않게 된다. 로프가 만드는 장력은 텐트 벽을 안정화시키는 역할을 한다. 인체에서는 근육과 인대가 비슷한 역할을 하며 인체가 특정한 한 계점 이상으로 스트레칭 되지 않도록 장력 지지를 한다.

근골격계 때문에 인체는 과도하게 압박 받거나 신장 되지 않고, 이 두 극단 사이에 존재할 수 있다. 이러한 힘의 균형이 있기 때문에 인체는 내부로부터 서스펜션suspension 상태를 경험한다. 이러한 내적 서스펜션은 장력통합tensegrity이라는 개념으로 잘 설명될 수 있다. 장력통합은 미국 과학자 벅민스터 풀러가 창안한 용어이며 장력tension과 통합integrity의 합성어이다. 풀러의 설명에 따르면, 자연계의 모든 물질은 '덜 유연한 압력 물질과 더 유연한 장력 물질의 결합체'이다. 그가 만든 지오데식 돔geodesic dome 건축물은 장력통합 구조를 보여주는 대표적인 예이다.

바위로 된 벽과 현수교를 생각해보라. 바위벽 아래에 있는 바위는 위쪽 바위의 압력을 지지한다. 이때 위쪽에 쌓이는 바위가 가하는 압력은 아래쪽 바위의 붕괴에 영향을 미친다. 바위벽에서는 분자 수준의 결합을 제외하고 특별한 장력 요소가 없다. 따라서 바위의 무게를 고르게 분산시키기 어렵다. 하지만 현수교는 다르다. 케이블을 이용해 당기는 힘으로 장력 요소를 만들고 다리 무게가 가하는 힘을 분산시킬 수 있기 때문이다. 케이블로 인해 무게가 전략적으로 분산되면서 다리가 지지되는 것이다.

자연계에는 압력 구조와 장력 요소를 드러내는 삼차원 구조물들로 가득하다. 자연물의 장력통합 구조는 압력과 장력이 고르게 분산되어 있어 내부에서 자체적인 지지를 받는다. 이때의 장력과 압력은 최소 에너지를 활용하여 최대 부하를 견딜 수 있도록 분포되어 있다. 결과적으로 장력통합 구조는 부분의 합보다 훨씬 강하다.

이러한 설명을 하는 이유는 인체도 장력통합 구조를 지니고 있기 때문이다. 인체는 골격계로 지지를 받고 근육과 결합조직(4장의 막, 인대, 건에 대한 설명을 확인하라)이 만들어내는 장력 지지를 효율적으로 활용해 몸무게를 최소화한다. 이러한 압력과 장력이 조화를 이루면 몸은 중력의 방해를 받지 않고 균형을 유지하며 움직일 수 있다.

서 있는 자세에서 몸무게가 주는 압력은 뼈에 가해진다. 그리고 그 압력은 비닐봉지와 같은 근막, 그리고 근육, 인대 등과 같은 막에 의해 제한을 받는 다. 막은 대략 거미줄에 비유할 수 있다. 나무 양쪽에 아주 강력한 거미줄 이 걸려 있다고 상상해보라. 이제 나뭇가지 몇 개가 서로 일정 거리를 두고 거미줄 위에 떨어진다. 이 나뭇가지는 뼈에 해당된다. 거미줄 위의 나뭇가 지 하나를 이리저리 밀고 당기면 전체 거미줄도 가해지는 힘에 맞춰 움직인 다. 그러면 다른 나뭇가지(이 나뭇가지가 전략적으로 배치되어 있다고 가정 한다)는 거미줄의 전체 외형을 유지하려고 하며 가해지는 압력에 저항한다. 거미줄의 장력과 나뭇가지의 압력은 서로 상호작용을 하여 장력통합 구조를 이루며 거미줄 전체의 형상을 유지하고, 압력이 빠지면 다시 원래대로 돌아 가려 한다.

인체는 놀랄만한 장력통합 구조를 이루고 있다. 따라서 뼈가 특정 방향으 로 움직이면 움직일수록, 결합조직은 그 움직임을 더욱 많이 제한한다. 인 체 내의 삼차원적인 결합조직 그물망은 뼈가 제대로 현수suspend 될 수 있도 록 돕는다.

장력통합 구조를 풍선에 비유할 수도 있다. 공기로 가득 찬 풍선엔 밀고 당기는 힘이 조화를 이루고 있다. 따라서 내부에서 밀면서 지지하는 힘과 바깥쪽 고무가 제한하는 힘이 서로 균형을 이루어야 풍선은 붕괴되지 않는 다. 이때의 풍선은 서스펜션 상태에 있다. 풍선이 위로 떠오르든, 아래로 내 려오든 장력통합은 풍선의 위치에 상관없이 존재한다.

인체도 풍선처럼 위치와 자세에 상관없이 장력통합이 유지된다. 서고, 기 고, 두 손으로 걷는 등 어떤 자세로 움직이든 인체 내부엔 서스펜션이 형성 되어 장력통합이 만들어진다. 결합조직은 뼈를 지지하고, 뼈는 결합조직을 지지하기 때문이다. 몸은 내부에서부터 이러한 서스펜션을 효율적으로 유지 한다. 따라서 몸 내부의 장력통합이 어떠냐에 따라 움직임의 형태가 결정된다.

내부 서스펜션을 유지하는 장력통합

몸이 내적으로 장력통합에 의해 서스펜션을 이루고 있다는 개념은 움직임을 개선시키고 싶은 사람에게 매우 유용하다. 댄서, 무예가, 서커스 공연자, 운동선수 등 자신의 몸을 정교하게 유지하면서 균형을 잡고 싶어하는 사람들은 자기 몸 내부의 서스펜션 감각을 자주 인지하며 이를 유지하는 법을 익힌다. 마임 공연자는 가상의 사다리를 오르는 것과 같은 동작을 한다. 발레리나는 발 끝으로 몸을 움직이면서도 균형을 유지한다. 또 태극권 마스터는 공기 중에서 떠다니는 것과 같이 부드러운 동작을 하는데, 이들은 모두 몸의 서스펜션을 잘 보여준다.

인간은 본래 내적 서스펜션을 느끼고 활용하는 능력을 지니고 태어난다. 시간을 갖고 아이들이 몸을 움직이는 모습을 관찰해보라. 걸음마를 배우는 아이는 뭔가 보이지 않는 줄에 매달려 이리저리 흔들리는 것처럼 보인다. 아이가 서 있을 때 다리를 눌러보라. 아이의 다리 근육은 오히려 이완되어 있다. 아이는 근력을 최소로 활용하면서 골격계를 최대로 활용한다. 또 아이의 머리가 척추 위에서 어떻게 균형을 이루고 있는지도 확인해보라. 커다랗고 무거운 아이의 머리가 별다른 노력 없이도 균형을 잘 이루고 있다. 아이는 본능적으로 서스펜션을 최대로 활용하는 능력을 타고 난다.

아이는 자라면서 부모로부터 영향을 받아 움직임을 학습한다. 그러면서 움직임의 자유도를 제한 받는다. 아이는 부모가 의자에 앉거나 기대는 모습, 놀 때 몸을 움직이는 모습을 보며 안 좋은 패턴을 학습한다. 여기에 감정적 문제가 몸에 습관화 되어 딱딱한 몸으로 변해간다. 이렇게 자라면서 안 좋은 영향을 받은 아이는 내적인 서스펜션 감각을 잃어가며 결과적으로 비기능적인 움직임 패턴이 쌓이고 신체 정렬이 깨진다.

몸이 내적으로 서스펜션을 이루고 있다는 관점에서 보면 골격계는 단지 하나의 뼈 위에 다른 뼈가 놓인 구조는 아니다. 골격계가 지닌 압력 구조는 근육이 지닌 장력 지지력과 서로 상호작용 하도록 디자인 되어 있다. 그런데 근육이 지나치게 긴장되면 골격의 정렬이 깨지며 몸무게를 지지하는 역학적 능력을 잃는다. 이로 인해 관절에 과도한 압력이 가해지면 인대, 건 등을 손상시킬 수 있다.

근육은 몸을 움직이고 정렬시키는 데 중요한 역할을 한다. 근육의 톤은 정렬 상태를 결정하는 데 핵심적인 요소이다. 4장에서 설명 했듯이, 근육의 톤은 항상 존재하지만 몸이 한 순간에서 다른 순간으로 이동하는 과정에서 변한다. 근육 톤이 균형을 이루어 지나치게 긴장되지 않고 또 지나치게 이완되지 않은 상태가 되면 압력과 장력을 통한 지지력이 견고해진다. 이 과정에서 내적 서스펜션 느낌이 창출된다.

근육 톤은 신경계, 감정, 자기인지self-awareness에 의해 영향을 받는다. 따라서 신경계에 영향을 미치는 요소는 근육 톤에도 영향을 미친다. 감정, 사고, 다이어트, 생활습관 등이 이에 해당된다. 우리는 운동과 인지를 통해 근육 톤을 변화시킬 수 있다. 그리고 근육 톤이 변하면 움직임과 정렬도 바뀐다. 따라서 내적 서스펜션을 잘 느끼면 느낄수록 움직임은 유연해지고 근육통은 감소하게 된다.

근골격계가 서스펜션을 제대로 이루고 있으면 특정 부위에 과도한 압력이 가해지지 않는다. 뼈는 서로 부딪치지 않고, 건과 인대는 스트레스를 받아 손상 받는 일이 줄어든다. 움직일 때는 수축된 느낌보다는 확장된 느낌이 나며 마찰은 최소화 된다. 마찰이 적다는 것은 신체 각 부위를 움직일 때 드는 힘이 최소화 된다는 뜻이다. 결과적으로 에너지가 보존되어, 움직임은 더 쉽게 느껴진다.

몸의 균형점

앞에서 이야기 했듯, 몸의 이동은 과정이지, 고정된 상태가 아니다. 따라서 불필요한 긴장을 만들어내는 고정 부위를 지닌 채로는 올바른 몸의 이동이 어렵다. 인체의 신경근 시스템은 원래 유연하고 유동적이다. 이동 능력이 좋다면 가만히 서 있는 상태에서도 뭔가 움직이는 느낌이 든다. 사실 우리는 숨을 쉴 때마다 움직인다. 신경계는 계속해서 호흡할 때 뼈에서 일어나는 미세한 움직임을 모니터 해서 필요에 따라 근육을 이완 또는 수축시킨다. 근육은 특정한 뼈나 고정점에 매어져 있다기 보다는 끊임없이 움직이며 적절한 균형을 유지하고 있다.

뼈와 뼈 사이가 서로 균형을 이루고 있는 상태를 정렬이 좋다고 표현한다. 앉았다가 일어설 때 만약 뼈가 최적의 정렬을 이루고 있다면 최소 에너지로 동작이 일어난다. 정렬이 좋을수록 근육의 힘은 덜 든다. 불필요하게 많은 양의 근육 에너지가 소모되면 결국 근육에는 긴장과 통증이 생긴다.

뼈가 어떤 균형을 이루고 있는지 감지할 수 있는 간단한 운동을 소개하고자 한다. 먼저 150cm 정도 길이의 막대나 좀 더 긴 빗자루 막대를 구한다. 똑바로 서서 한쪽 손바닥을 하늘로 향하게 한 후 그 위에 막대를 수직으로 세운다. 손 위에 세운 막대의 균형을 유지하려면 손을 이리저리 움직여야 한다. 막대를 세우고 균형을 유지하는 실력이 늘수록 팔과 손의 움직임은 적게 일어난다. 손 위에서 균형 잡힌 막대는 마치 특정한 균형점balance point을 통과하며 공간에 걸려 있는 것처럼 보인다. 하지만 그 균형점을 하나로 고정시킬 수는 없다. 단지 일정한 범위 안에 있는 균형점 내에서 막대 균형을 유지할 뿐이다.

인체의 골격도 앞에서 본 막대처럼 균형점을 지니고 있는데, 이러한 균형점은 일정한 범위 내에 존재한다. 예를 들어, 무릎 관절을 보면, 경골(정강이뼈) 위에서 대퇴골(넓다리뼈)이 균형을 유지하고 있다. 일어설 때 다리 위에 놓인 허벅지는 균형을 유지해야 한다. 내게 찾아오는 사람들에게 이런 동작을 시키면 그들은 뭔가 불안정한 느낌을 받는다. 보통 무릎이 과신전 되어 마치 자물쇠에 걸린 것처럼 움직임이 없는 상태에서 우리는 안정감을 느낀다. 이 상태에서 무릎 인대는 잔뜩 긴장된다. 하지만 허벅지가 종아리 위에서 정말 균형을 유지하고 있다면 무릎은 자물쇠처럼 고정 되지도 않고 느슨하게 굴곡 되지도 않는다. 정확히 무릎 관절 중간 어딘가의 균형점에 몸무게가 위치하기 때문이다. 이 상태에서는 이완이 일어나 어느 방향으로든 자유롭게 움직일 수 있을 것 같은 느낌이 든다. 움직임의 자유도가 확보되어 편안한 상태에서 우리 몸은 균형을 이루며 안정감을 느낀다. 하지만 특정한 지점에 고정이 생기거나 인대가 긴장된 상태에서는 반대 느낌이 전달된다.

균형점, 또는 중력중심center of gravity은 몸 중간, 배꼽 약간 아래쪽에 위치해 있다. 물리학자나 기계공학자는 중력중심을 '특정 물체의 무게가 균형을 이루는 지점'으로 정의한다. 똑바로 서 있는 커다란 드럼통을 미는 상상을 해보라. 만일 중력중심 아래를 밀면 통은 바닥에서 미끄러질 것이고, 중력중심 위를 밀면 통은 넘어질 것이다. 드럼통의 정확한 중력중심은 이 두 지점 사이 어딘가에 있다. 몸의 중력중심도 이와 비슷하다.

일본인은 인체의 중심을 하라hara, はら라고 부른다. 하라는 '복부'라는 뜻이다. 일본 무예인 아이키도에서는 하라를 '원형의 움직임' 또는 '몸의 움직임 센터'라는 의미로 사용한다. 하라는 몸의 중심을 가리키기도 하지만 온전한 인간의 중심the center of whole person을 가리키기도 한다. 이 책에서 쓰는 인체중심body center이라는 개념도 하라와 같은 의미이다.

인체에 있는 대근육The largest muscles in the body은 대부분 인체중심 부근에 위치해 있고, 팔, 다리, 목 쪽으로 멀어질수록 근육은 점점 작아진다. 대근육은 움직임이 일어날 때 이에 반응하여 몸 전체의 균형을 유지한다. 서 있는 자세에서 팔을 크게 돌려보라. 인체중심에 있는 대근육은 균형을 유지하며 팔의 움직임을 돕는다. 요추와 골반은 인체중심 가까이 있기 때문에 이들의 배열은 몸 전체의 균형에 영향을 줄 수밖에 없다. 몸 중심의 대근육은 골반과 요추의 정렬을 유지하는 데 핵심적인 역할을 한다. 그렇기 때문에 요추와 골반의 정렬이 깨지면 인체중심의 근육이 인체의 균형을 유지하려고 과도하게 일을 하게 된다. 결과적으로 엉덩이, 다리, 등, 어깨, 팔, 목에 지속적인 긴장이 유발될 수 있다.

전체적인 움직임

인체는 서로 다른 부위들 사이에 상호작용을 하는 구조로 되어 있다. 따라서 한 부위에 기능장애가 생기면 다른 부위에 문제가 전이될 수 있다. 예를 들면, 허리 문제는 손목 통증의 주요 원인이 될 수 있다. 어떻게 이런 일이 가능한 걸까? 우선 팔 근육의 긴장 때문에 손목의 건이 계속 자극을 받아 건염tendinitis이 생길 수 있는데, 팔 근육의 긴장은 뻣뻣한 어깨 움직임에 대한 저항 때문에 생겼을 수 있다. 어깨 관절이 뻣뻣한 것은 견갑대(어깨뼈)의 배열이 틀어졌기 때문이고, 견갑대 배열이 어긋난 것은 흉추가 지나치게 후만 되어 이를 보상하는 과정에서 어깨 근육에 과도한 긴장이 생겼기 때문이다. 그런데 흉추의 만곡이 커진 이유는 요추가 안정화 되어 있지 않기 때문이며, 이는 구부정한 자세가 원인이다. 몸이 구부정 해져서 허리가 뒤로 무너지는 자세가 된 이유는 복근의 톤이 너무 낮아지고 허벅지 뒤쪽 근육이 만성적으로 긴장되어 골반 균형을 깨뜨렸기 때문이다. 이렇게 인체중심부의 근육 톤이 떨어지고 관절 배열이 틀어지면서 연쇄반응chain reaction이 일어나며, 느리게 보상 과정을 거쳐 손목 통증 또는 팔다리 통증으로 이어진다. 그러므로 안 좋은 골격 배열, 부상으로 인한 근육 반응, 그리고 운동감각 기능 장애는 인체의 움직임을 불편하게 만드는 주범이라고 할 수 있다.

인체에는 200개 이상의 근육이 있는데 이들 중 어떤 것도 단독으로 반응하지는 않는다. 누군가 의도적으로 특정한 근육만 선택해 독립적으로 움직일 수 있는 능력이 있다 해도 하나의 근육 또는 근육군을 한 번에 자연스럽게 움직일 수는 없다. 보통 단일 근육이나 근육군을 다루는 방식은 치료용으로 유용할 때가 있다. 하지만 하나의 움직임이 일어나면 매 순간 뇌가 몸 전체의 게슈탈트gestalt를 고려해 관련된 모든 근육 움직임을 구조화한다. 따라서 기능적인 움직임Functional movement은 오직 이런 게슈탈트, 즉 '전체는 부분의 합 이상'이라는 관점을 기반으로 이해되어야 한다. 의자에서 일어설 때 얼마나 많은 근육이 자신의 몸에서 작용하는지 감지해보라. 한 번에 한 근육만 활용하거나, 또는 다리나 허리 근육만 쓸 수 있다면 의자에서 일어서는 것은 거의 불가능한 일이 될 것이다.

몸은 움직일 때 내적인 서스펜션을 유지하며, 이 상태에서는 근골격계의 모든 부분이 고르게 작용한다. 이때엔 최소의 노력으로 움직임을 즐길 수 있다. 또한 단일한 부위의 움직임은 몸 전체로 적절히 퍼져나간다. 바로 장력통합이 작용하기 때문이다. 몸을 굽히고, 걷는 일상적인 동작에서조차 움직임은 전체적으로 일어난다.

공을 던지는 간단한 동작을 통해 '몸 전체를 활용하는 것의 효용성'에 대해 설명해보도록 하겠다. 먼저 몸 전체를 가만히 있는 상태에서 공이나 가벼운 스카프를 던져보라. 이때 움직이는 것은 오직 팔 뿐이다. 전체 움직임의 느낌은 어떠한가? 아마도 팔로 공을 던질 때 뭔가 몸에 제한이 걸린 느낌이 날 것이다. 몸의 제한은 팔의 제한을 가져온다. 이와 같은 방식으로 등이나 어깨의 근긴장이 팔을 사용하는 데 영향을 미친다. 공을 던질 때 마치 로 보트가 된 느낌이 들지는 않는가? 이렇게 몸통이 뻣뻣한 상태에서 팔을 사용한다면, 팔을 움직일 때마다 뭔가 몸에 저항하는 느낌이 발생할 것이다. 이번엔 몸통을 움직이면서 팔로 공을 던져보며, 발과 몸통의 움직임은 손에 어떤 영향을 주는지 감지해보라. 팔과 함께 몸 전체가 움직일수록, 팔에 걸리는 저항은 줄어든다. 어떤 동작에서도 이런 일이 일어난다. 몸 전체가 활용되면 될수록 특정한 부위의 제한은 줄어든다. 이는 단일한 동작을 반복하는 상황에서도 마찬가지다.

전신 움직임과 부분 움직임의 차이에 대해 이해할 수 있는 좋은 예가 있다. 해부학 수업에서는 보통 근육이 수축함으로써 뼈가 움직인다고 가르친다. 근육 생리학 관점에서는 그럴듯한 논리이다. 여기에는 움직임이 일어나려면 지렛대 구조로 뼈와 근육이 작용한다는 개념이 담겨있다. 하지만 전신 움직임 관점에서 보면 움직임은 근육이 이완된 결과 발생하는 것이지 근육을 단지 압박함으로써 발생하는 것은 아니다. 서 있는 자세에서 앞으로 걸어나가 보라. 몇 발 떼는 동안 얼마나 많은 근육이 활용되는지 감지해본다. 이번엔 근육을 이완시킨 상태에서 몸 전체가 사방으로 확장된다는 느낌으로 걸어보라. 이때 팔과 다리는 이완한다. 이런 식으로 걸으면서 근육의 힘이 얼마나 적게 드는지 감지해보라.

정렬과 부정렬

척추는 전체적으로 만곡, 길이, 유연성이 유지되어야 한다. 그런데 뻣뻣한 자세 때문에 근육이 긴장하면 척추의 정렬alignment 문제가 생긴다. 지지를 잘 받고 있으며 정렬이 바른 척추는 똑바로 세워진 기둥 보다는 진주가 꿰어져 만곡을 이루고 있는 줄과 닮았다. 척추는 호흡을 할 때 생기는 움직임에 맞춰 계속 적응하며 변한다. 이때 근육 톤이 균형을 이루고 있다면 척추는 유연하면서도 동시에 강한 상태를 유지할 수 있다.

여기서는 골격 정렬에 대한 기본적인 내용과 함께 정렬이 깨졌을 때, 즉 부정렬misalignment 상태에서 어떤 일이 일어나는지 설명하도록 하겠다. 우선 척추의 자연스러운 만곡에 대해 살펴보도록 하자. 척추의 만곡은 몸 전체 정렬의 기반을 이룬다.

척추 만곡

생명체는 대부분 선형linear이 아니다. 오히려 둥글거나 파도 모양 또는 나
선형spiral을 하고 있다. 예를 들어, 뼈 안의 섬유는 굽어져 있고, 나무의 줄
기와 가지는 곡선을 그리며 태양을 향해 팔을 뻗는다. 세포의 DNA도 나선
형이고, 물도 곡선이나 나선형 패턴을 그리며 구불구불 흘러 수많은 강으로
나아간다. 척추도 만곡을 이루고 있으며 이 또한 자연계의 위대한 비선형적
흐름의 일부이다(그림 5-2 참조).

　막 태어난 아이는 어머니 뱃속에서 몸을 굽히고 있었기 때문에 척추가 C
자 모양을 하고 있다. 하지만 아이가 바닥에 누워 발로 차고, 손발을 뻗고,

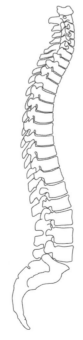

그림 5-2. 척추SPINE

이리저리 고개를 돌리는 과정을 통해 체간의 근육 톤이 발전하며 한쪽으로 오목하던 척추 만곡이 오목과 볼록이 교차하는 형태로 바뀐다. 척추를 앞쪽에서 보면 목과 허리는 볼록convex한 반면 꼬리뼈 쪽과 가슴 쪽은 오목concave하다. 어머니 뱃속에서 태어난 아이는 바닥에서 시간을 보내며 다양한 움직임을 시도한다. 이러한 시도를 통해 근육이 발달하며 건강한 척추만곡spinal curve이 생긴다. 그런데 아직 척추를 지지할 만큼 충분히 근육 발달이 되기 전에 아이가 의자를 잡고 일어서게 하면 갑자기 푹 쓰러지며 앞으로 고꾸라진다. 척추를 붕괴시키는 움직임 패턴이 작용하기 때문이다.

척추와 두개골은 중추신경계를 감싸서 보호하는 역할을 한다. 더구나 척추는 몸을 구조적으로 지지하여 선 자세에서 움직이고 호흡할 수 있도록 해준다. 척추는 일직선으로 늘어선 막대기가 아니라 물결처럼 만곡을 이루고 있는 구조물이다. 척추의 이런 나선 구조 때문에 인체는 최대 가동성과 최대 안정성을 동시에 확보할 수 있다. 척추의 힘은 바로 이 나선형 만곡 구조에서 나오며, 오목과 볼록 모양이 반복되는 구조 때문에 척추는 압박을 받아도 스프링처럼 복원력을 발휘한다.

이상적인 요추는 가능한 둥근 모양을 취해야 하며, 딱딱한 일자 보다는 길고 완만한 아치를 이루어야 한다. 걷고, 구부리고, 손발을 뻗는 모든 동작에서 요추 만곡은 거기에 적응해야 한다. 따라서 요추는 내적인 힘을 상실하지 않은 채 신전이 가능한 형태를 유지해야만 한다. 요추는 유연하면서도 길고 완만한 아치를 유지할 수 있어야 하는데 이는 요추를 둘러싼 근육의 톤에 따라 달라진다.

요근

요근Psoas muscle은 허리 만곡에 막대한 영향을 미치는 근육이다(그림 5-3 참조). 이 근육은 요추와 골반의 전면 좌우 측면에 각각 하나씩 부착되어 있다. 요추에서 보면 이 근육은 사선으로 앞쪽 아래로 내려가 골반을 지난 다음 허벅지 안쪽 상단에 부착된다. 요근은 요추를 활처럼 앞쪽으로 당겨 자연스러운 전만곡을 유지시키는 근육이며, 자연스러운 요추 만곡이 일어나려면 요근의 톤이 좋아야 한다.

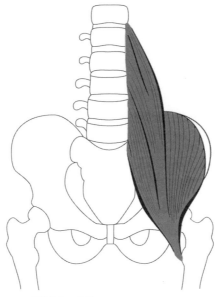

그림 5-3. 요근PSOAS MUSCLES

요근의 톤이 좋은 상태에서는 허리가 강하고 안정된 느낌이 나며 허리는 길어진 것 같다. 내가 만난 사람들 중 허리와 골반 문제를 지닌 사람들 중 대부분이 요근 톤이 좋지 않았으며, 양쪽 요근 또는 한쪽 요근에 지나치게 긴장이 많았다. 요근이 긴장되어 필요할 때 적절히 반응하거나 이완되지 못하면 골반과 허리의 특정 부위에 지속적으로 긴장과 스트레스에 가해지게 된다. 이러한 요근 긴장으로 요추 만곡이 지나치게 줄어들거나 과도한 커브가 생길 수 있다. 허리를 바닥에 대고 누운 상태에서 무릎을 구부리면 요근 긴장이 일시적으로 줄어든다. 다리 밑에 낮은 받침대를 대면 더 좋다. 요통을 앓는 이들이 이 자세를 취하면 편안한 느낌을 받는다.

복부의 다른 근육들

복부 외벽에 있는 근육들의 톤은 요추를 지지하는데 중요한 역할을 한다(그림 5-4 참조). 이들 복부 근육의 톤이 지나치게 강하면 복벽abdominal wall이 뻣뻣해져 자유롭게 숨을 쉬기 어렵게 된다. 만일 복횡근의 톤이 너무 느슨해지면 요추는 짧아져 붕괴자세collapsed posture가 될 수 있다.

복횡근은 복부를 수평으로 지나가고 복사근은 복부를 사선으로 지나며 허리의 앞쪽과 옆쪽에서 요추 만곡을 지탱해준다.

복부 근육의 톤은 어느 정도가 적당할까? 복부 근력이 별로 발달되어 있지 않은 아이가 아무런 문제 없이 잘 서 있는 모습을 본 적이 있을 것이다. 바른 정렬 상태에서 몸을 세우는데 강한 복근이 필요한 것은 아니다. 골반과 늑골 사이의 허리를 건강하게 유지할 정도의 복근 톤만 있으면 된다. 호흡을 방해하지 않는 상태에서 허리의 전면, 측면, 후면에서 '길다란 상태'를 유지할 수 있다면 요추도 건강해질 뿐만 아니라 몸 전체의 정렬도 바르게 된다. 이렇게 요추 건강에 핵심이 되는 허리 근육의 인지를 깨우는 몇 가지 운동법이 이 책에 자세히 소개되어 있다.

요추의 만곡은 호흡에도 영향을 준다. 횡격막은 일차 호흡근primary breathing muscle이다(3장을 참조하라). 이 횡격막은 완만한 돔 모양으로 된 근육으로 늑골 하부와 요추를 연결하고 있으며, 흉강의 크기가 바뀜에 따라

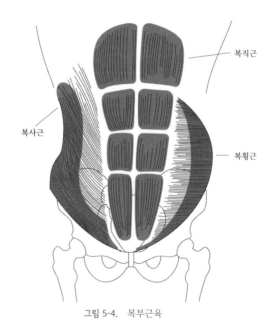

그림 5-4. 복부근육

횡격막의 움직임도 계속 변한다. 횡격막이 아래로 내려가면 폐 주위 공간이 넓어지며 들숨이 일어난다. 반대로 횡격막이 올라가서 폐 주변 공간이 줄어들면 날숨이 일어난다. 횡격막이 요추에 부착되어 있기 때문에 그 움직임도 척추의 만곡에 영향을 받는다. 만일 요추 만곡이 잘 이루어져 있고 허리 근육이 편안하게 이완되어 있다면 숨을 쉴 때 척추파동이 일어난다. 건강한 사람이라면 이를 감지할 수 있다.

요추 만곡 문제

앞에서 이야기 했듯 이상적인 요추 만곡은 가능한 둥글고 길어야 한다. 만일 이 만곡이 지나치게 둥글다면 요추의 상하 길이는 짧아지고, 만곡이 지나치게 직선에 가깝다면 요추의 상하 길이도 길어져 일자 요추가 된다. 요추는 측만 되거나, 전만곡이 과도해지거나 또는 만곡이 없어져 평평해질 수도 있다.

1) 측면 만곡이 생긴 경우
척추가 오른쪽 또는 왼쪽으로 만곡을 이루고 있으면 이를 척추측만증scoliosis이라 한다. 척추측만증에는 두 가지 종류가 있다. 하나는, 보통 청소년기에 발발하는데, 척추가 자라면서 측만곡 상태에서 고정되는 특발성 측만증idiopathic scoliosis이다. 이런 측만증의 정확한 원인은 알려지지 않았으며 척추 만곡은 한쪽으로 또는 좌우 양측으로 생기는 것이 모두 가능하다. 특발성 측만증(원인을 알 수 없는 측만증) 문제를 일으키는 주요한 요소 중 하나가 요근 문제일 수 있으며, 이러한 종류의 측만증을 지니면 나이가 들어 통증 문제가 발생할 수 있다. 특발성 척추측만증이 생기면 척추는 비대칭적인 자세에서 자물쇠에 잠긴 것처럼 고정된다. 이때 생기는 통증은 몸통과 다리 주변의 근육 균형을 높이는 운동을 통해, 또는 몸의 정렬 상태와 근육의 활용을 인지하는 방법을 통해 감소시킬 수 있다. 하지만 그럼에도 불구하고 특발성측만증을 지닌 사람의 근본적인 구조적 측면 만곡은 쉽게 해결되지 않고 그대로 남는다.

　다른 종류의 측만증은 척추 자체의 발달 문제가 아닌 신체의 부정렬

misalignment 때문에 생긴다. 이를 기능적 측만증functional scoliosis이라 한다. 기능적 측만증의 원인은 다양하다. 한쪽 다리에 부상이 생겨 반대쪽 다리와의 균형이 안 맞는 경우 골반이 한쪽으로 기울 수 있고, 이는 척추를 측만시키는 요소로 작용할 수 있다. 내 경험에 따르면, 기능적 측만증을 지닌 사람은 보통 한쪽 요근 긴장이 반대쪽에 비해 훨씬 강했다. 요추가 과도하게 수축해 허리 측면 전체와 골반을 압박해 측만증으로 발전한 것이다. 복부와 허리 근육이 짧아져도 이런 문제가 발생할 수 있다. 만일 복부 근육이 짧아지면 요추 만곡은 줄어들고, 허리 하부 근육이 짧아지면 요추 만곡은 증가한다. 이 두 부위의 근육이 동시에 짧아지면 허리는 압박을 받는다. 어떤 경우든 요추 전체의 상하 길이는 줄어든다.

기능적 측만증을 판단하려면 그 사람의 허리 좌우를 비교해보면 된다. 만일 오른쪽 허리 근육이 짧으면 척추는 오른쪽으로 오목 해지고 이로 인해 몸통은 항상 오른쪽으로 기울어진다. 기능적 측만증은 척추 자체의 구조적인 문제로 인해 발생한 것이 아니기 때문에 인지운동을 하고 신체 정렬을 개선시키면 충분히 바르게 할 수 있다. 물론 수년간 비대칭 상태에서 쌓인 긴장 때문에 관절과 디스크에 부정적인 영향이 생겼을 수도 있다. 하지만 척추 양측에서 근육 톤을 개선시키고 운동감각 인지를 되찾아 대칭성을 확보하면 척추를 바르게 만들 수 있다.

2) 요추 만곡이 지나치게 커진 경우

요근이 너무 긴장되면 요추 만곡이 증가될 수 있다. 이로 인해 골반 위쪽이 앞으로 기울게 된다. 요근 긴장은 때로 요통을 야기하기도 한다.

요근이 요추를 제대로 지지하지 못해도 문제가 생긴다. 요근의 톤이 너무 낮거나 불수의적involuntary으로 단축된 경우가 이에 해당된다. 요추가 요근에 의한 지지를 제대로 받지 못하면, 척추 뒤쪽 좌우에서 수직으로 아래로 내려오는 근육들이 요근 역할을 대신하는 과정에서 과하게 긴장될 수 있다. 이들을 합쳐서 척추신전근spinal extensors이라 부른다. 그림 5-1을 보면 척추신전근이 표시되어 있다. 척추신전근에는 머리에서 꼬리뼈 사이를 내려오며 짧거나 긴 구간을 차지하는 근육들이 포함된다. 요근이 제 역할을 하지 않아 척추신전근(또는 척추기립근)에 습관적 긴장이 생기면 요추 만곡이 증

가할 수 있다. 사실 척추 주변 근육이 단축되면 척추는 전체적으로 뒤로 기
운다. 이는 마치 궁사의 활archer's bow과 비슷한 형태이다. 이런 자세에서는
몸무게가 척추와 골반에서 쉽게 분산되지 못한다. 궁사의 활 자세는 척추신
전근 긴장을 가중시키며 신체 균형을 더욱 깨뜨리는 원인이 되고 이로 인해
또 다른 형태의 통증이 야기될 수 있다.

　사람들은 보통 척추신전근이 강해야 정상적인 척추 만곡을 만들고 바른
자세를 유지할 수 있다는 착각을 한다. 나는 척추신전근이 약해서 강화시켜
야 할 필요가 있는 사람을 거의 만나보지 못했다. 오히려 진짜 문제는 요근
이나 척추를 지탱하는 근육, 즉 척추신전근이 긴장되어 생긴다. 척추신전근
에 만성긴장이 생기고 이로 인해 운동감각 기능장애가 발생하면 이들 근육
이 약해진 것처럼 보인다(2장 설명 참조).

　내게 찾아오는 사람들 가운데, 운동 센터에서 골반을 후방회전 시켜 요추
만곡을 감소시키는 운동을 배운 적이 있다는 말을 하는 이들이 더러 있다.
트레이너가 복부와 엉덩이 근육을 수축해 골반을 후방회전 시키는 동작을
보여주며 근육을 강하게 수축시키는 운동을 알려준 것이다. 앞에서도 이야
기 했지만 복횡근의 톤은 요추를 지지하는 데 중요한 역할을 한다. 하지만
복직근을 강압적으로 단축시켜 골반을 고정된 자세에서 긴장시키면 허리 전
면이 단축된다. 물론 엉덩이 근육도 강압적으로 수축할 필요가 없다. 골반
을 후방회전 시켜 고정하는 동작은 허리와 엉덩이를 딱딱하게 만들 뿐만 아
니라 자연적인 요추 만곡을 줄여 평평하게 만들 수 있다. 과도하게 커진 요
추 만곡을 줄이려면 요근, 복횡근, 복사근 뿐만 아니라 척추를 지지하는 근
육이 이완 되어야 한다.

3) 요추 만곡이 줄어든 경우

요추 만곡이 평평해지면 요추가 지닌 내적인 이득이 상실된다. 요추는 스프
링처럼 작용을 하여 몸무게를 분산시켜 주어야 하는데, 평평한 요추에는 걸
을 때마다 충격이 가해진다. 요추가 평평해지면 디스크 압력도 가중되고 이
런 상태에서 시간이 지나면 디스크가 찢기고, 터지고, 찌그러질 위험에 놓
이게 된다.

　복부 근육이 단축되면 요추 만곡이 줄어들어 평평해진다. 수년간 안 좋은

자세로 구부정하게 앉아서 보내거나, 수술 후 복근이 단축되거나, 또는 두려운 감정에 의해 요근이 긴장되는 것이 요추 평평화를 만드는 세 가지 주요 요인이다. 구부정한 자세로 오래 생활하면 요근에 문제가 생겨 앉은 자세에서 척추 만곡이 제대로 유지되지 못한다. 이 자세에서는 골반이 후방으로 회전되고 앞에서 보았을 때 요추가 평평하거나 오목해진다. 다른 두 경우에서도 복직근이나 요근 때문에 허리가 붕괴되어 요추 만곡이 줄어들게된다.

서 있는 자세에서는 요추가 과도하게 평평하지 않아 보이는데, 허리를 굽혀 바닥의 물건을 집으려 하면 뻣뻣해진 엉덩이 근육이 당겨 요추가 평평해지는 사람이 있다. 서 있을 때 정상적인 요추 만곡이 있는 사람들도 이런 증상이 흔하다. 엉덩이 근육은 요추에서 중요한 역할을 한다. 엉덩이와 허벅지 뒤쪽 근육이 뻣뻣한 상태에서 오래 앉아서 생활하거나 몸을 구부리면 요추 만곡이 줄어들 수 있기 때문이다.

붕괴자세

주변 사람들을 보면 일련의 비슷한 자세를 하고 있는 사람들이 보일 것이다. 사람들이 취하는 습관적인 자세에는 그들의 직업, 운동감각 인지, 주도적인 감정, 부상을 당했던 경험, 유전, 자기 인지 등이 반영되어 있다. 신체 이동 능력이 좋은 이는 머리에서 꼬리뼈까지 정렬 상태가 좋다(그림 5-5 참조). 내 경험상 가장 쉽게 볼 수 있는 자세는 바로 붕괴자세collapsed posture이다(그림 5-6 참조). 붕괴자세를 지닌 사람의 중간 위치를 보면 상체 무게로 인해 허리가 짧아지면서 요추가 압박 받고 있는 게 보인다. 이런 자세를 지닌 이들은 허리 근육에 운동감각 기능장애를 지니고 있다. 물론 허리 근육 이외의 근육에는 운동감각 기능장애가 없을 수도 있다. 붕괴자세를 지닌 이들은 마치 자기 몸을 지지하는 행위를 포기한 것처럼 보이며, 또 근육이 제대로 몸을 지지하거나 균형을 이루는 능력을 상실하여 척추를 압박하고 비트는 것처럼 보인다. 이 자세를 취하고 시간이 지나면 이를 보상하려고 다른 근육에도 긴장이 전이된다.

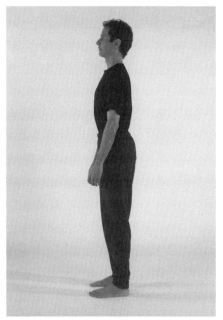
그림 5-5

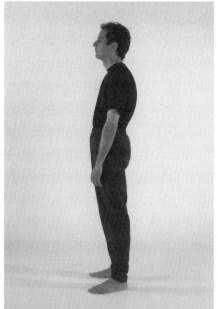
그림 5-6

붕괴자세를 지닌 사람은 자주 피곤함을 느낀다. 의자에 앉아서 오랜 시간을 보내는 현대인들에게서 이러한 붕괴자세를 흔하게 볼 수 있다. 의자에 오래 앉아있다 보면 의자의 지지력 때문에 허리 근육의 톤이 떨어진다. 의자가 몸을 세워주기 때문에 자세를 유지하는 근육이 일을 하지 않게 되는 것이다. 물론 의자만이 붕괴자세의 원인은 아니다. 활력이 부족하고 인체중심의 톤이 떨어져도 붕괴자세가 될 수 있다. 붕괴자세는 그런 자세를 하고 있는 사람의 일상 생활 전체와 관련이 있다.

몸은 전체적으로 움직이고 기능한다. 따라서 붕괴자세가 되면 척추만 영향을 받는 게 아니라 몸 전체가 영향을 받을 수밖에 없다. 요근과 복부 근육의 톤이 떨어져 요추를 효율적으로 지지해주지 못하게 되면 허리 주변에서부터 자세 붕괴가 시작된다. 요추에서는 자연스럽고 긴 아치가 상체의 압력으로 인해 무너지고, 요추 추체, 디스크, 그리고 요추 관절에는 압박이 증가한다. 골반이 어느 쪽으로 기울었는가에 따라 요추 만곡은 커지기도 하고 줄어들기도 한다. 예를 들어, 부드러운 소파에 등을 기대고 앉아 있으면, 소파의 모양 때문에 골반은 뒤로 기울고 요추가 평평해지면서 허리는 붕괴된다. 반대로 무릎이 자물쇠처럼 잠기고 골반이 앞으로 이동하면서 요추 만곡이 증가하고 이로 인해 기립붕괴자세standing collapsed posture가 되기도 한다. 붕괴된 기립자세에서는 스프링이 압박 받는 것처럼 허리가 짧아져 보인다.

기립붕괴자세에서 골반은 지나치게 전방으로 기울어져 있고, 이를 보상하기 위해 상체는 과도하게 뒤로 이동한다. 이로 인해 12개의 늑골이 양쪽에서 부착되어 있는 흉추는 본래의 자연스런 만곡이 과도하게 변하고, 어깨는 둥글게 앞쪽으로 말리며, 가슴은 좁아진다.

흉곽이 뒤로 이동하면 머리는 앞으로 이동하며 보상한다. 이렇게 되면 목에는 사선 방향에서 앞으로 당기는 힘이 가해진다. 사선으로 당기는 힘에 의해 목이 비스듬해지면 머리는 아래를 향하는데 시선은 똑바로 맞춰야 해서 턱은 들리고 머리는 뒤로 꺾인다. 결국 목 뒤쪽 근육은 짧아지며 긴장이 증가하고, 경추도 요추와 마찬가지로 붕괴 과정을 밟는다.

붕괴자세를 지닌 사람들에게서 경추 통증이 많이 보이는 것은 놀라운 일이 아니다. 머리가 척추 위에서 균형을 잡고 있으면 목은 약 4.5kg이나 나가는 머리를 어렵지 않게 받쳐준다. 하지만 머리가 전방으로 이동하면 목 근육은 항상 긴장된다. 이런 상황에서 단지 머리를 뒤로 당겨 자세를 교정하려는 시도는 별로 도움이 안 된다. 왜냐면 몸의 나머지 부분이 여전히 부정렬 상태에 있고 이로 인해 전방머리자세forward head posture가 되었기 때문이다. 상체가 뒤로 넘어지지 않도록 머리가 앞으로 나간 것이기 때문에 단지 머리 위치를 바꾼다고 해서 바른 자세가 되지 않는다. 따라서 척추 전체의 정렬 상태가 변해야 목과 몸통의 부정렬과 통증 그리고 전방머리자세가 개선된다.

골반 전위pelvic tilt

골반은 척추와 다리를 이어주는 뼈들의 집합이다. 앞쪽에서 보면 골반 좌우는 치골로 이어져 있다. 뒤쪽에서 보면 골반 좌우가 천골로 이어져 있다. 이 천골은 척추의 기저부를 이룬다. 골반은 전체적으로 하나의 단위로 기능하고 움직인다. 하지만 골반 오른쪽과 왼쪽은 다소 독립적인 움직임을 보인다. 골반 아래쪽은 좌골이라고 부르는 뼈로 이루어져 있고, 좌골은 요람 다리처럼 골반을 받쳐준다. 벤치나 의자에 허리를 바로 하고 앉아보면 이 좌골이 바닥을 누르는 느낌을 감지할 수 있다.

골반 위쪽은 수평을 이루거나, 전방전위tilted forward, anterior tilt 또는 후방전위tilted backward, posterior tilt 될 수 있다. 골반과 척추가 서로 연결되어 있기 때문에 골반의 상태는 요추 만곡에 영향을 미친다. 만일 골반이 수평을 이루면 요추는 자연스러운 전만곡을 그리고, 골반이 뒤로 기울면 요추는 평평해진다.

골반은 좌우로도 기울 수 있다. 이 경우 어느 한 쪽이 다른 쪽보다 더 높을 수 있고, 이로 인해 허리 근육 길이에 좌우 차이가 생길 수 있다. 이는 매우 흔하게 생기는 문제이며 이미 앞의 척추측만증 편에서 소개하였다. 골반이 척추의 끝부분과 연결되어 있기 때문에 골반이 좌우 어느 한쪽으로 기울면 이를 보상하기 위해 척추는 측만곡이 생긴다. 분재 화분 밑에 벽돌을 놓은 경우를 생각해보자. 벽돌 높이에 의해 위에 놓인 분재 화분은 전체적으로 한쪽으로 기운다. 식물은 자라면서 위쪽으로 쭉 뻗어 나가지만 아래쪽은 여전히 기울어져 있다. 식물 몸통이 비틀리며 보상을 했기 때문이다. 사람도 마찬가지다. 골반이 한쪽으로 기울어도 머리는 똑바른 사람이 있다. 이는 분재 화분의 예에서와 마찬가지로 아래쪽은 기울었지만 위쪽은 바른 것과 비슷하다. 사람은 척추 특정 부위에서 만곡이 일어나 기울어지는 머리를 바르게 만들려고 보상한다.

많은 근육들이 골반, 척추, 다리의 뼈를 이어주고 있다. 따라서 요근과 엉덩이, 허리, 다리의 근육이 한쪽으로 단축되면 골반이 측면으로 기울게 된다. 이런 종류의 부정렬 문제는 팔다리에 사고를 당한 사람에게 자주 일어난다. 단축된 근육은 자동적으로 골반을 당겨 비틀고 한쪽으로 기울어지게 한다. 골반의 측굴은 통증에 대한 보상으로 또는 발목 염좌와 같은 부상을 당한 후 보행의 결과로도 발생할 수 있다. 통증이 있거나 부상을 당한 다리가 아닌 쪽으로 골반이 이동하기 때문이다.

골반이 측굴 되면 한쪽 다리가 다른 쪽보다 더 짧아 보일 수 있다. 이런 사람은 서거나 걸을 때 한쪽 다리가 짧아진 느낌이 든다. 실제로 오른쪽이

나 왼쪽 다리뼈가 짧은 경우 골반은 짧은 다리 쪽으로 기울어질 수 있다. 내 경험에 따르면, 실질적으로 다리뼈의 길이에 차이가 나는 경우보다는 단지 다리 길이 차이가 나는 것처럼 '보이는' 경우가 더 많다. 이렇게 다리 길이 차이가 나는 것처럼 보이는 이유는 요근, 허리, 골반 주변 근육들이 짧아져 다리를 골반 쪽으로 당기기 때문이다.

골반 측굴에 대한 이미지를 좀 더 명확히 하려면 실이 머리에 매달린 꼭두 각시 인형을 상상해보라. 부드러운 몸체를 지닌 인형의 발은 바닥에 가볍게 닿아 있다. 이제 이 인형의 골반이 한쪽으로 기울어져 한쪽 허리가 짧아진 모습을 그려 본다. 허리가 짧은 쪽 다리가 바닥에 떠 있게 될 것이다. 이 상 태에서 인형이 풀쩍 뛰며 걸으려고 하면 아마 절뚝거리며 걷게 될 것이다. 인간에게서도 실제로는 다리의 길이 차이가 나지 않지만 근육의 단축 때문에 이와 비슷한 형상이 일어난다. 실제 다리 길이 차이 때문이 아니라 허리 와 골반에서 문제가 발생한 것이다.

골반 회전*pelvic rotation*

골반은 측면으로 회전하기도 한다. 이때의 회전이란 앞에서 봤을 때 골반의 한쪽 측면이 다른 쪽보다 더 앞으로 멀리 나가 있는 상태를 말한다. 서 있는 자세에서 양손을 양쪽 골반 앞쪽에 대고 어느 쪽이 더 앞으로 나가 있는지 감지해보라. 또는 엎드린 자세에서 양쪽 골반이 바닥과 닿는 느낌을 확인해 보라. 어느 쪽 골반이 바닥을 더 미는 느낌이 나는가? 한쪽 골반에서 바닥을 누르는 느낌이 강하다면 골반 회전이 일어났다는 증거이다. 이러한 골반 회전 변위는 요근과 엉덩이, 허리, 그리고 다리의 다른 근육이 단축되어 생 긴다.

좌우 골반과 천골 사이엔 천장관절sacroiliac joint이 있다. 골반에 회전 변위 가 생기면 이 관절에 통증이 생길 수 있다. 천장관절 통증은 골반 뒤쪽 좌우 측 어디에서든 발생할 수 있다. 천장관절에서 일어나는 움직임은 비록 많지 않지만, 몸 전체 움직임에 중요한 역할을 한다. 따라서 골반에 회전 변위가 일어나 부정렬이 생기면 천장관절을 압박하여 통증이 발생한다. 다른 형태 의 골격 부정렬 문제와 마찬가지로 이 문제에서도 근육이 관여한다. 시간을 두고 근육을 재훈련 시켜야 부정렬 문제가 교정된다. 골반 회전 문제가 있다면 요근, 복부, 엉덩이, 그리고 허벅지 근육이 근육재훈련의 대상이 될 수 있다.

고관절 움직임

고관절(엉덩관절)은 컵 모양의 골반 소켓에 공 모양의 대퇴골 상단이 결합하여 이루어진 관절이다. 고관절은 경첩처럼 굴곡되거나 공처럼 회전하며 매우 강한 힘을 발휘한다. 걸음마 단계의 아이가 노는 것을 보면 땅에 몸을 가까이 가져가려고 고관절에서부터 몸을 굽히는 것을 확인할 수 있다. 고관절 중심의 굴곡을 계속 하고 있으면 스쿼트squat 자세가 된다. 양발을 바닥에 붙인 상태에서 하는 스쿼트 자세는 매우 자연스럽기 때문에 아이들은 이를 매우 쉽게 한다. 의자가 없는 문화권에서 사는 사람들은 나이에 상관 없이 스쿼트 자세를 오래 한다.

　고관절에서부터 몸을 굴곡하는 기능은 매우 중요하다. 이 동작을 하는데 문제가 없으면 척추의 자연적인 길이가 줄어들지 않는다. 고관절 주변 근육이 너무 긴장되어 관절을 움직일 때마다 통증을 호소하는 사람들을 치료했던 경험이 있다. 그들은 종종 고관절 중심으로 몸을 굴곡하는 느낌을 기억하지 못하고 허리를 사용해 몸을 굽히곤 했다. 이 또한 운동감각 기능장애의 일종이다. 이런 환자들에게 나는 고관절의 위치가 정확히 어디이고, 고관절을 중심으로 굽히는 게 어떤 건지 직접 시범을 보여주곤 한다. 고관절은 좌골과 비슷한 높이에 위치해 있는데 대부분의 사람들이 그토록 낮은 위치에 고관절이 있다는 사실을 잘 모른다. 몸을 굽힐 때 고관절 앞쪽을 손가락으로 강하게 밀어보라. 그러면 허리가 아닌 고관절 중심으로 몸을 굽히는 느낌을 정확히 감지할 수 있을 것이다. 이를 통해 고관절이라는 중요한 부위의 운동감각 인지를 높여줄 수 있다.

　세면대에서 손을 씻을 때 자신이 어떻게 몸을 굽히는지 주의 깊게 관찰해보라. 물에 손이 닿을 만큼 충분히 몸을 굽힐 때 어떤 자세를 취하는가? 허리부터 굴곡이 일어나 척추가 오목해지지는 않는가? 아니면 허리는 바르게 유지한 상태에서 고관절, 무릎관절, 발목관절을 활용해 굴곡하는가? 척추를 길게 유지한 상태에서 고관절, 무릎관절, 발목관절을 활용해 굽힌 후 손을 씻어보라. 이 자세가 이상하게 느껴지면 자신이 하지 관절을 전체적으로 활용하지 않고 습관적으로 허리부터 몸을 굽힌다는 증거이다.

고관절, 무릎관절, 발목관절의 기능 중 하나가 바로 척추를 꺽지 않고 일어서거나 앉을 수 있게 해주는 것이라는 사실을 기억하라. 척추 사이 공간이 충분히 확보되어야 그 사이로 지나가는 신경과 혈관이 온전히 제 기능을 할 수 있다. 따라서 척추를 길게 유지한 채로 고관절을 전체적으로 활용해야 신경과 혈관이 포획 되거나 압박 받지 않는다. 이 책에서 소개하는 운동을 통해 고관절 활용법을 배울 수 있을 것이다. 2부에서 소개하는 동작을 접하기 전까지는 세면대에 설 때마다 앞에서 설명한 내용을 떠올려 보기 바란다.

무릎의 위치

고관절에서는 경첩처럼 굽혀지는 동작 뿐만 아니라 다리 전체가 안쪽과 바깥쪽으로 회전되는 동작도 일어난다. 고관절에서 일어나는 회전 때문에 무릎은 정면, 내측, 또는 외측을 향하게 된다.

고관절과 달리 무릎관절은 안쪽 또는 바깥쪽으로 회전하지 않는다. 무릎관절은 경첩관절이며 펴고 덮을 수 있는 책과 비슷하다. 물론 무릎에서도 약간의 회전이 일어나긴 한다. 하지만 반복적으로 강한 회전이 가해지면 관절이 상할 수 있다. 걸을 때 무릎관절이 비틀리지 않으려면 무릎이 걷는 방향을 똑바로 향해 있어야 한다. 이에 대해서는 뒤에서 발과 관련된 이야기를 할 때 다시 언급하기로 하겠다.

비틀림이나 부정렬이 일어난 무릎관절은 안쪽(안짱다리) 또는 바깥쪽(O-다리)으로 꺾이며, 두 경우 모두 무릎관절과 연골에 비대칭적인 긴장과 압력이 가해진다. 엉덩이와 다리 근육의 톤 균형이 깨져 위쪽의 허벅지가 골반과 제대로 결합되지 못하면 이로 인해 무릎 부정렬이 발생할 수 있다. 나는 어려서부터 발레를 배웠던 한 여인을 알고 있다. 그녀는 주치의가 심한 안짱다리 문제를 교정하는데 도움이 될 거라고 추천해서 발레를 배우기 시작했다. 안짱다리가 있는 사람은 고관절 주변 근육이 제대로 기능하지 않는

데, 발레에는 그 부위를 쓰는 동작이 많다. 이 여인은 발레 때문에 40대인 현재도 무릎 통증이 전혀 없다.

무릎 부정렬은 무릎 아래에서부터 시작되기도 한다. 발바닥이 평평하거나 또는 지나치게 높아지면 발이 안쪽 또는 바깥쪽으로 기울 수 있는데, 이렇게 발이 기울어져 무릎에 자극이 가해지기도 한다.

발의 문제

발에는 세 개의 주된 아치(족궁)가 있는데, 발의 내측을 길게 지나가는 아치, 외측을 길게 지나가는 아치, 그리고 발 가운데를 가로질러 지나는 아치가 그것이다. 발 뼈 주변의 인대는 근육을 도와 아치가 힘을 받을 수 있게 한다. 이 세 개의 발 아치가 있기 때문에 걸을 때 지면 반발력을 쿠션처럼 흡수할 수 있다. 만일 이들 아치가 너무 높거나 낮으면 발 상단의 수평이 맞추어 지지 않는다. 발은 우리 몸의 기저부를 이루며 다리를 받쳐주기 때문에 발에 문제가 생기면 몸 전체의 균형이 깨지며 부정렬을 야기한다. 마찬가지로 종아리와 허벅지에 정렬 문제가 생기면 서 있을 때 발의 내측 또는 외측으로 몸무게가 편향되어, 결국 발 아치에 비대칭적인 부하를 가하게 된다.

고관절의 정렬 상태가 좋으면 다리 전체가 정면을 향하지만, 정렬 상태가 좋지 않으면 다리는 안쪽이나 바깥쪽으로 돌아간다. 다리와 발은 연결되어 있기 때문에 위쪽에 생긴 문제는 그대로 아래쪽으로 전달된다. 발에 건강한 아치가 있다면 발은 정확히 정면을 가리키게 된다. 하지만 발이 습관적으로 내측 또는 외측으로 돌아가 있으면 발의 아치는 압박을 받게 되고 이로 인해 다리의 기반을 이루는 발 전체의 균형이 깨진다. 또 발이 내측 또는 외측으로 돌아간 상태에서는 발가락의 배열도 틀어진다. 발가락은 인체 균형에 중요한 역할을 한다. 이상적인 상태에서는 걸을 때 발가락도 걷는 방향을 향해야 한다.

똑바로 서서 자신의 발끝이 어디를 향하는지 확인하라. 내가 본 대부분의 사람들이 발가락을 바깥쪽으로 향하고 선다. 이를 오리발duck-footed이라 한다. 당신이 오리발을 지닌 사람이 아니라 해도 발끝을 바깥쪽으로 향한 채 1분 가량 서 있어보라. 그런 다음 그 자세에서 천천히 앞으로 걸어보라. 이렇게 걸으면 몸무게가 발 전체에 고르게 분산되는 느낌이 나는가? 엄지 발가락에 몸무게 대부분이 가해지고 새끼 발가락은 전혀 아무 일도 하지 않는 것을 감지할 수 있는가? 이렇게 걸으면 발의 내측 아치가 납작해지는 느낌이 나는지 확인하라. 평생을 이런 식으로 걷는 사람의 족궁에는 어떤 일이 일어날까? 발끝을 바깥쪽으로 향한 상태에서 걸으면 무릎은 어디를 향하는지 보라. 아마 무릎이 정면을 향하고 있지 않을 것이다. 이는 걸을 때마다 무릎에 비틀림과 긴장이 가해진다는 것을 의미한다. 발과 무릎을 이런 방식으로 써서는 안 된다. 발가락 전체를 활용해서 발을 느끼면서 걸으면, 걸을수록 그 느낌이 좋아질 것이다.

척추가 붕괴된 자세와 발도 서로 연관성이 있다. 허리가 붕괴되면 골반과 다리 근육의 톤도 변하여 아래쪽의 발까지 영향을 미친다. 허리를 가능한 길게 유지하는 법을 배우면 몸의 무게 중심을 양발 중간에 놓을 수 있다. 이런 상태에서는 서 있을 때 발이 편한 느낌이 든다. 앞에서 이야기 했지만, 요근 톤은 허리와 요추를 길게 유지하는 데 중요한 역할을 한다. 수년 전 나는 허리 통증 뿐만 아니라 발의 통증까지 지닌 한 여인을 치료했던 적이 있다. 그녀는 깔창을 쓰고 있었고 발 마사지도 받고 운동을 했는데도 몇 년간 발이 아팠다. 어느 날 나는 그녀의 요통을 줄여보려고 과도하게 긴장된 요근에 근막이완요법을 해주고 있었다. 그녀는 세션이 끝나고 치료 테이블에서 일어나서, "발이 안 아파요!" 하고 소리쳤다. 근막이완요법을 하는 동안 난 그녀의 발과 다리는 만지지도 않았다. 이후에 그녀는 요근에 대한 근육 재훈련 운동을 배우고 두 번 정도 더 수기요법을 받았다. 오래 걷고 난 다음에도 그녀의 발 통증은 다시 생기지 않았다. 이와 비슷한 사건을 여러 번 반복해서 겪다 보니 나는 요근, 허리, 그리고 요추의 기능이 몸 전체에서 정말 중요한 역할을 한다는 사실을 확신하게 되었다.

머리와 목의 관계

목의 뼈를 경추라고 한다. 머리는 척추 끝부분에서 균형을 이루고 있다. 두개골 하단엔 요람 다리처럼 볼록한 두 개의 뼈가 있어서 경추 1번 뼈와 관절을 이룬다. 이런 관절 구조 때문에 머리는 고정되지 않고 자유롭게 움직일

수 있다. 경추 1번은 다른 척추 뼈들에 비해 더 쉽게 회전한다. 그래서 머리
는 좌우로 쉽게 흔들린다. 목의 끝부분은 대략 코 하단 높이이다. 이는 많은
사람들이 알고 있는 것보다 더 높은 위치이다.

 고객들은 내게, "바른 머리 자세는 어떤 건가요?" 하고 묻곤 한다. 바른
머리 자세란 없다. 왜냐면 머리가 자유롭게 움직여야 보고 들을 수 있기 때
문이다. 여기서 문제가 되는 것은 머리와 목의 '관계'이다. 머리는 목의 꼭대
기에 놓여서 목에 압박을 최소로 가하면서도 여러 방향으로 자유롭게 움직
일 수 있어야 한다. 따라서 주어진 순간의 자세 보다는 목 위에서 '자유롭게
떠다니'는 머리가 중요하다.

 목 근육의 톤이 좋으면, 목은 머리의 움직임을 따른다. 이러한 머리와 목
의 관계는 몸 전체 움직임과 관절의 자유도에도 영향을 미친다.

 목의 근육이 긴장되어 머리의 움직임을 고정시키면, 머리와 목이 마치 한
덩어리처럼 움직인다. 그래서 머리 움직임이 제한되면 몸의 다른 부위에도
긴장이 전이된다. 특히 목에서 꼬리뼈까지 내려가는 척추신전근과 요근, 복
근이 이에 해당된다. 목 상단과 두개골 뒤쪽 영역이 압박을 받으면 경추통,
두통, 그리고 다양한 종류의 근육통이 몸 전체에서 생길 수 있다.

 걸을 때마다 오른쪽 발에 지속적인 통증을 호소하는 남자 한 명이 나를 찾
아온 적이 있다. 그는 걸을 때마다 오른쪽 다리가 비틀렸다. 더 검사를 해보
니 허리와 복부 근육에 DMP가 생겨 오른쪽 다리 전체에 부정렬이 일어나 있
었다. 그는 평생 두통을 앓고 있다고 호소했는데, 이 지점에서 나는 그의 목
을 검사해보기로 결심했다. 우선 그를 똑바로 눕히고 머리를 부드럽게 들어
올려 보니, 목 근육을 이완하지 못하는 게 감지되었다. 치료 과정에서 목 위
에서 머리를 독립적으로 움직일 수 있게 되자 놀랄만한 일이 일어났다. 그
는 오른쪽 허리와 엉덩이 근육에 불수의적 긴장이 있었는데, 그게 이완되었
다. 그러자 그는 아이였을 때 목 한쪽 근육이 심하게 긴장되어 어머니가 목
을 매일 스트레칭 해줬다는 것을 기억해냈다. 어머니 덕분에 목의 문제는
사라졌지만 아이 때 겪었던 이런 일 때문에 오른쪽 목 아래쪽 근육이 수축
함으로써 균형이 깨진 머리를 보상했던 것이다. 이러한 보상으로 인한 긴장
이 평생 몸에 남아 오른쪽 발에 통증을 야기했다. 그는 머리와 목의 운동감
각 인지를 높인 후 더 이상 걸을 때 오른쪽 다리를 비틀지 않게 되었다. 물

론 다리의 통증도 모두 사라졌다.

견갑대 문제

견갑대는 두 개의 쇄골, 견갑골, 팔, 그리고 손으로 이루어져 있다. 견갑대는 몸의 중심이 되는 몸통 골격 위에 얹혀져 있는 구조물이다. 따라서 견갑대가 직접적으로 척추 정렬을 유지하는 데 관여하지는 않는다. 견갑대는 골격 관점에서는 두 개의 쇄골이 오직 가슴 상단의 흉골과 관절을 이루는 게 전부이다. 또 견갑대 주변의 근육은 몸통에 느슨하게 부착되어 있어 다양한 방향으로 자유롭게 움직일 수 있다.

팔은 견갑골 측면과 연결되어 있으며, 척추와 견갑골이 균형을 이루고 있으면, 팔은 몸통 측면에서 고정되지 않고 자유롭게 움직인다. 팔과 견갑대는 견관절에서 만난다. 따라서 팔의 유연성은 견관절의 가동성에 영향을 받는다.

견갑대에 직접적인 부상을 당했거나 반복 사용으로 인한 손상이 생긴 경우를 제외하면, 어깨, 팔, 손과 관련된 문제의 원인은 보통 허리와 목 부위의 근골격계 불균형 때문일 수 있다. 어떻게 이런 일이 일어나는 걸까? 앞에서 이미 언급했지만, 옆구리 부위의 DMP로 인해 요추, 골반, 다리의 부정렬이 발생할 수 있으며, 또 하체의 정렬과 근육 사용 형태가 척추의 정렬에 영향을 줄 수 있다. 견갑대는 그 위치상 위쪽 척추에서 영향을 받는데, 이 때문에 허리 문제가 어깨 정렬에 영향을 줄 수 있다. 예를 들어, 허리가 붕괴된 자세로 인해 흉추 만곡이 커지면(후만) 견갑대는 앞쪽으로 미끄러진다. 이로 인해 팔과 손 주변의 근막에 긴장이 발생한다.

실험 하나를 통해 이를 검사해 볼 수 있다. 의자에 허리를 곧게 세우고 앉아서 양팔을 옆에 놓는다. 이제 팔을 들어올려 손이 위를 향하게 한다. 양팔을 얼마나 멀리 뻗을 수 있고, 이 동작을 할 때 어느 정도의 긴장이 가해지는지 확인하라. 다음으로, 허리를 구부정하게 한 후 등을 둥글게 말고 마찬가지로 양팔을 위로 들어 올려보라. 이때는 팔이 얼마나 멀리 올라가고 긴장은 어느 정도인가? 등이 굽은 상태에서는 어깨 관절이 제한되기 때문에 손이 쉽게 올라가지 않는다. 따라서 이렇게 구부정한 자세로 오랜 시간을 보내면 어깨에 긴장이 쌓일 수밖에 없다.

　팔과 손은 견갑대와 어깨 관절에 부착되어 있다. 따라서 팔과 손의 기능은 주로 견갑대 움직임에 영향을 받는다. 어깨 움직임이 제한되면, 팔과 손의 움직임도 제한되고, 이로 인해 다시 어깨가 제한을 받는다. 결국 상지 근육과 관절 주변에 건염을 비롯한 다양한 형태의 만성 긴장이 발생한다.

팔다리에 쌓이는 긴장: 사례 연구

앞에서 다뤘던 내용을 가볍게 되새겨 보자. 몸의 중심 근육의 기능이 양호하면 사지는 자동적으로 균형을 이룬다. 하지만 중심 근육의 톤이 지나치게 높거나 낮으면 골반과 척추의 가동성은 떨어지고 정렬은 깨지게 된다. 중심 근육의 톤에 문제가 생기면 이때 생긴 기능장애로 인한 보상으로 몸의 어느 부위에서도 긴장 패턴이 발생할 수 있다. 또, 목에 습관적 긴장이 생기면 척추와 허리에 있는 큰 근육에도 습관적 긴장이 일어날 수 있다.

　일반적으로 몸에서 중요한 역할을 하는 근육이 제 기능을 못하면 다른 근육이 이를 대신해 과도하게 일을 하게 된다. 인체의 신경근 시스템은 늘 최적의 근육 활용을 통해 움직임을 만들려 한다. 그런데 몸의 중심 근육이 너무 느슨하거나 너무 뻣뻣하면 이를 대신할만한 두 번째 옵션 근육들이 동원될 수밖에 없다. 마찬가지로 두 번째 옵션 근육에 문제가 생기면 세 번째 옵션 근육이 활용되고, 이와 같은 일이 끊임없이 반복된다. 인체 중심 근육에 긴장이 생기거나 느슨해지면 이를 보상하려고 어쩔 수 없이 멀리 떨어진 팔다리 부위 근육이 과도하게 사용된다. 이렇게 비효율적인 형태의 근육 사용이 반복되고 습관화 되면 DMP로 발전한다. 시간이 지나면 몸의 중심 근육의 기능장애를 보상했던 근육들조차 긴장되어 뻣뻣해진다. 따라서 누군가의 팔과 다리에 만성 긴장이 있다면 그의 몸 중심 근육이 제대로 활용되지 못하고 있을 수 있음을 의심해 봐야 한다. 중심 근육을 제대로 활용하지 못해 이를 보상하려고 다른 곳에서 문제가 생길 수 있는 것이다. 나는 이러한 시나리오를 수도 없이 반복적으로 보아 왔다.

　나는 몸의 다른 부위의 정렬을 교정해 특정 부위의 통증을 감소시킨 사람을 본 적이 있다. 어떤 여자 한 분이 오른발의 무게 분산을 고르게 하며 걷는 법을 배우며 오른 다리의 정렬을 교정했는데 이로 인해 오른쪽 어깨 통증이 사라졌다. 또 다른 여자 한 분은 걷거나 서 있을 때 엉덩이와 허벅지 근육을 이완시키는 법을 배우고 나서 무릎 통증이 없어졌다.

몸의 중심부 근육 긴장과 부정렬로 인해 팔다리 근육의 긴장이 생긴 두 종류의 사례를 제시하도록 하겠다. 근육과 골격에 긴장이 있는 상태로 팔다리를 자주 사용하면 통증이 발생한다. 이를 과도하게 사용해서 생긴 문제 overuse problems라고 한다. 하지만 좀 더 정확한 표현은 잘못 사용해서 생긴 문제misuse problems라 해야 옳을 것 같다.

잘못 사용해서 생긴 문제: 쥴리Julie

쥴리라는 이름의 여인이 손과 손목에 통증을 지닌 채 나를 찾아왔다. 오른쪽 통증이 왼쪽보다 더 심해 보였다. 쥴리는 사무실에서 하루 4시간 이상 컴퓨터 키보드를 두드리며 일했다. 나를 찾아오기 약 6개월 전부터 그녀의 오른 손에 통증이 생겼었는데, 처음엔 한 시간이 안 되어 곧 사라지곤 했다. 하지만 일 개월이 안 되어 통증은 진통제를 먹지 않으면 없어지지 않는 지경에 이르렀다. 이후 약 5개월이 지나자 왼손과 손목에도 통증이 생기기 시작했다. 의사는 쥴리의 양손 손목에 건염이 생겼다는 진단을 내렸다. 인간공학자ergonomist 한 명이 사무실에 찾아와 그녀가 쓰는 가구와 집기들의 위치를 교정해 줬지만 통증은 여전히 사라지지 않고 계속되었다.

나를 만나러 왔을 때 쥴리는 키보드 두드리는 일을 멈춘 상태였다. 그녀의 몸은 전체적으로 약간 긴장된 것처럼 보였다. 그리고 좌우 팔을 움직일 때는 견갑골이 전혀 움직이지 않았다. 그래서 매트 위에 눕힌 후 바닥에서 팔을 움직이는 동작을 시켜보니 손목에서 통증이 증가되었다.

나는 쥴리에게 골격 모형을 보여주며 견갑골이 어디에 있으며 팔과 어떤 관계를 갖고 움직이는지 보여주었다. 또 해부학 책에 나오는 그림을 보여주며 견갑골이 어떻게 움직이도록 디자인 되어 있는지 설명해 주었다. 그런 다음 쥴리에게 팔과 견갑골을 동시에 움직여보라고 지시했다. 바닥에서 팔을 움직이는 동작을 하면서도 그녀는 견갑골에서 어떤 움직임도 감지하지 못했다. 견갑골의 움직임이 자유로워야 팔이 쉽게 움직일 수 있다. 따라서 나는 그녀의 견갑골 움직임이 부족한 게 손목 통증과 관련이 있을 것이라는 생각을 하게 되었다.

견갑골이 움직일 때 척추도 이에 맞추어 자연스럽게 움직인다. 하지만 쥴리의 척추는 전혀 움직이지 않았다. 이번엔 허리를 활용해서 할 수 있는 기본적이고 부드러운 동작을 알려줬다. 하지만 그녀는 그 동작들을 하는 것도 어려워했다. 허리 근육을 이완시키지 못하니 동작이 쉽게 안 되었던 것이다. 쥴리는 자신의 허리가 자주 뻣뻣한 느낌을 받았지만 큰 통증이 생긴 적은 없었다고 했다.

나는 그녀의 손과 손목에 생긴 통증이 손과 손목 자체와는 별 상관이 없다는 생각을 하게 되었다. 검사를 통해 나는 그녀의 요추와 복부 주변에 DMP가 있으며, 이 문제가 어깨 근육을 긴장시킴으로써 보상 작용을 일으켰다는 사실을 알게 되었다. 그녀의 양쪽 견갑골은 딱딱하게 고정되어 있으며 어깨는 앞으로 당겨져 있었다. 어깨의 부정렬 때문에 양팔은 몸통 옆에서 자연스럽게 위치하지 못하게 되었으며 앞으로 당겨지게 된 것이다. 어깨 관절의 부정렬은 팔에 긴장을 야기시켰고, 또 어깨의 가동성이 떨어진 상태에서 팔을 과하게 사용하다 보니 문제가 생겼다. 컴퓨터 키보드를 이렇게 안 좋은 자세에서 오래 두드리면서 그녀의 팔과 손목 근육은 점점 피로해지고 아파오기 시작했다. 이 과정에서 근육 피로가 계속 쌓이니, 손과 손목의 통증도 없어지지 않고 계속 나타났었던 것이다.

내가 쥴리에게 이러한 상황을 설명해주었지만, 그녀는 별로 아프지도 않았던 허리 문제가 극심한 손의 통증과 어떻게 관련을 맺고 있는지 이해하지 못했다. 그녀가 비록 자신의 통증 원인을 정확히 이해하지 못했지만 나는 그녀에게 교정 운동을 통해 몸통의 정렬을 바로 하고 근육을 바르게 활용하는 법을 알려주었다. 그런 다음 어깨의 움직임을 개선하고 교정하는 동작도 가르쳐주었다.

나는 쥴리를 8번 만났다. 세 번째 세션에서 그녀는 자신의 어깨 움직임이 좀 더 자유로워졌음을 감지하게 되었다. 네 번째 세션에서는 허리의 만성 긴장이 사라졌고, 다섯 번째 세션에서는 예전엔 통증밖에 느껴지지 않던 손 근육의 긴장을 감지할 수 있게 되었다. 여덟 번째 세션을 받고는 통증 없이도 키보드를 다시 칠 수 있게 되었다. 그녀가 회복된 것은 허리, 등, 그리고 어깨 부위의 인지운동 덕분이다. 손과 손목에 특별한 운동을 하지 않았는데도 문제가 없어진 것이다.

쥴리는 운 좋게도 자신의 손과 손목 통증 문제를 조기에 치료할 수 있었다. 하지만 어떤 고객들은 수년간 팔과 손에 만성 통증을 지니고 살면서 진통제를 복용하고, 그 와중에도 계속 일을 하거나 몸을 움직일 수밖에 없는 상황에서, 통증이 더이상 참기 힘들 정도가 되어 도움을 구하러 나를 찾아온다. 이 정도에 이른 사람의 문제를 교정하는 것은 훨씬 더 힘들다. 왜냐면 처음 그들 몸의 통증을 일으킨 DMP 문제가 오랜 시간 동안 더욱 굳어졌기 때문이다. 신경과 관절에 지나친 자극이 계속 가해지면 다른 차원의 문제들이 달라붙는다. 통증 반응, 움직임 기능장애, 근육 긴장, 그리고 이에 따른 정신적인 염려가 섞이고 섞여 문제의 정도를 심화시키는 것이다. 이 모든 개인적인 반응들과 이차적인 문제가 해결되고 나서야 원래의 통증 문제를 제대로 다룰 수 있다. 그렇기 때문에 통증이 생기고 나서 바로 문제에 접근한다면 회복에 걸리는 시간이 대폭 줄어들 수 있다.

잘못 사용해서 생긴 문제: 렌Len

렌은 무릎 통증 때문에 나를 찾아왔다. 그의 문제는 약 6개월 전에 시작되었는데, 그가 나를 찾아온 것은 스키 시즌이 막 끝난 때이었다. 렌은 48세였으며 심혈관계 운동과 근력 트레이닝을 수년간 해오고 있었지만, 무릎 통증 때문에 달리기도 어렵게 되었다. 그가 바라는 것은 다음 겨울에 스키를 타는 것이었다. 렌은 자신이 다리를 덜 사용하면 통증도 줄어든다는 사실을 알고 있었지만 그에게 있어 활동적인 운동을 하지 않는 상황은 안중에도 없었다.

렌의 문제는 매우 간단했다. 허리 근육의 유연성이 떨어져 허리 부위에서 몸을 굴곡하고 회전시키기 어렵게 된 게 문제의 원인이었다. 렌의 엉덩이 근육은 항상 수축되어 있었는데, 그는 그 상태를 정상적인 것으로 간주하고 있었다. 내가 양 발을 나란히 하고 서 보라고 할 때까지 렌은 자신의 다리 정렬이 비틀려 있다는 사실도 인지하지 못하고 있었다. 늘 발을 바깥쪽으로 오리발처럼 하고 서 있던 렌에게 이는 매우 낯선 상황이었다. 양 발을 나란히 수평이 된 채로 서자 그는 자신의 무릎이 발가락 쪽을 향하는 게 아니라 서로 마주보고 있는 느낌을 받는다고 표현했다. 처음으로 그는 서 있을 때 자신의 무릎이 비틀려 있음을 감지하게 된 것이다. 무릎은 경첩처럼 굴곡하지, 비틀리지 않는다는 사실을 기억하라.

렌이 걷거나 뛰게 되면 그의 무릎엔 비틀림이 가중되어 무릎 통증을 일으켰다. 하지만 무릎을 움직이지 않고 가만히 있으면 통증은 줄어들었다. 그의 문제는 사실 '손상된 무릎' 때문이 아니라 다리의 부정렬 때문이다. 달릴 때 그의 무릎엔 긴장이 누적된 것이다. 달리기가 그에게 '안 좋은' 운동이라기보다는, 다리가 똑바로 정면을 향하지 않은 상태에서 달린 것이 '안 좋은' 행동이었다.

렌은 내가 가르쳐준 운동을 통해 하체의 운동감각 인지를 되찾을 수 있게 되었다. 인지력이 높아지자 그는 이전보다 엉덩이를 더 잘 감지할 수 있게 되었다. 엉덩이 근육이 이완되니 다리의 정렬도 정상으로 되돌아 왔다. 두 달이 지나서 렌의 무릎 통증은 모두 사라졌고, 6개월 후 스키 시즌에 다시 만났는데, 렌은 무릎 통증 없이 스키를 타고 있었다.

인지 탐험 5.

등을 바닥에 대고 누워 무릎을 굽힌 다음 발바닥을 바닥에 댄다. 이제 양손을 양쪽 골반 앞에 댄다. 그런 다음 무릎은 굽힌 상태에서 다리를 왼쪽으로 떨어뜨려보라. 다리를 왼쪽으로 떨어뜨릴 때 골반도 왼쪽으로 돌아가는 것을 감지해본다. 그 다음, 천천히 다리와 골반을 중간 자세로 가져온다. 이때 동작을 복부 근육을 활용해서 시작한다. 이 동작에서는 가슴에서 반대쪽 골반으로 사선으로 내려오는 복사근이 사용된다(그림 5-4 참조). 복사근은 허리를 비트는데 중요한 역할을 한다. 골반과 다리를 원래 자세로 가져올 때 골반이 움직이면 다리가 따라온다는 느낌으로 동작을 해보라. 이때 요추의 기립근은 쓰지 말고 다리는 가능한 이완된 상태를 유지한다. 만약 복사근만 단독으로 활용해 동작을 하는 것이 어려운 사람이라면 허리, 엉덩이, 그리고 다리 근육이 과도하게 사용되는 것을 감지할 수 있을 것이다. 골반을 되돌릴 때 요추 만곡이 증가한다면 요추 부위의 기립근을 너무 강하게 사용해 동작을 하고 있는 것이다.

같은 동작을 오른쪽과 왼쪽으로 반복한다. 복부 근육이 활용되면서 허리와 골반이 돌아가는 것이 편하게 느껴질 때까지 반복한다.

복사근을 독립적으로 활용해 동작을 하는 것에 익숙해지면 좀 더 어려운 동작 탐험을 할 수 있는 준비가 되었다. 이번엔 복사근을 활용해 상체를 좌우로 조금씩 굴려보라. 이때 등은 바닥에 대고 누운 상태에서 무릎은 굽히고 발바닥은 평평하게 바닥에 닿게 한다. 양손을 가슴 앞에서 편안하게 교차하면서 동작을 하라. 이때 각각의 손은 반대쪽 가슴 측면에 편안하게 놓는다.

천천히 상체를 좌우로 조금씩 굴려보라. 골반은 가능한 흉곽 움직임에 따라가지 않게 하거나, 또는 흉곽과 반대 방향으로 움직이거나 반대로 움직이지 않게 하라. 목, 어깨, 팔, 그리고 등 근육을 이완한 채 오직 복사근만 활용해 흉곽을 회전시킨다는 느낌으로 동작을 한다. 이 동작은 조금 연습이 필요하다. 하지만 불가능한 것은 아니다. 동작을 할 때 머리가 바닥에서 떨어지지 않고 상체 움직임에 맞춰 좌우로 굴러갈 수 있도록 내버려두어라. 흉곽이 굴러갈 때 요추 만곡이 증가한다면 이는 복사근이 아니라 허리 근육이 쓰인 것이다. 허리 근육을 이완한 상태에서 동작을 하라.

6

감정: 근육 통증의 숨은 원인

자신의 감정을 소중히 간직하고 평가절하 하지 말라.
- 로버트 헨리 *Robert Henri*

지금까지 나는 부상, 비기능적 움직임 패턴, 부정렬로 인해 몸의 특정 부위에 통증이 생기는 기전에 대해 설명했다. 이 장에서는 마음, 감정, 그리고 몸의 상호연결성을 이해하는 기본적인 정보를 제공하려고 한다. 여기서는 감정적 스트레스로 인해 DMP, 습관적 자세 문제, 근육 통증이 일어나는 다양한 형태를 배울 수 있을 것이다.

몸과 마음은 분리되어 있지 않다. 이 둘은 온전한 인간의 양면이며 서로에게 영향을 미친다. 따라서 정신적, 감정적 스트레스가 생기면 생리학적인 변화가 생기며, 반대로 운동감각 인지가 좋지 않아도 감정적 민감도가 저하될 수 있다. 감정에 대한 민감도가 떨어지면 의사 결정에 필요한 기본 정보를 상실하게 될 뿐만 아니라 개인적인 경험의 폭도 줄어들게 된다. 이는 운동감각 인지가 떨어지면 근육을 적절히 활용하는데 필요한 기본 정보가 떨어지는 것과 동일하다.

정신적 스트레스는 신경근 요소 뿐만 아니라 근막 요소와도 결합하여 근골격계 통증을 야기할 수 있다. 이렇게 정신적인 문제로 생기는 통증을 심인성 통증psychogenic pain이라 한다. 내가 여기서 언급하는 것은 가상의 통증이 아닌, 실제 근육과 관절에서 느껴지는 통증이다.

중용과 극단

생각과 느낌이 신체에 어떤 영향을 미치는지 이해하기 위해 중용moderation 과 극단extremes이라는 개념을 활용해서 설명하도록 하겠다. 양쪽으로 무한 히 확장되는 숫자와 같은 연속체continuum를 상상해보라. 숫자 연속체는 양 쪽으로 극단을 향해 뻗어있다. 극단의 한쪽은 과소활성underactivity으로, 반 대쪽 극단은 과잉활성overactivity으로 정의하도록 한다. 이들의 중간 영역은 연속체의 중용을 나타낸다. 보통 몸과 마음은 극단에 있을 때보다 이러한 중용 영역moderate zone 안에 있을 때 더 건강하다.

몸과 마음은 자연적으로 인간이라는 연속체의 중용 지점에 위치하려는 속 성이 있다. 이를 생리학적 용어로 항상성homeostasis이라 한다. 항상성이란 유기체가 끊임없이 변화하는 외적 환경 안에서 극단이 아닌 생리적 중용 상 태를 유지하는 상태를 가리킨다. 인체의 모든 생리적 시스템은 끊임없이 항 상성을 향해 나아가려 한다. 예를 들어, 몸의 특정 기능을 수행하기 위해 일 정한 양의 염분이 필요하다고 하자. 신체 내부에 염분의 양이 지나치게 많 아지면 신장에선 이를 제거하고, 너무 적어지면 염분 체외 유출을 막아 항 상성을 유지하려 한다.

이러한 관점에서 보면, 병이란 신체의 하나 또는 그 이상의 시스템에 항상 성이 유지되지 못하고 변화에 휩쓸린 상태이다. 예를 들어, 인체는 혈압이 지나치게 높거나 낮지 않도록 적절한 항상성 상태를 유지하려 한다. 하지만 순환계가 끊임없이 변화하는 환경에 제대로 적응하지 못해 위쪽 극단을 향 해 치달으면 만성고혈압으로 발전할 수도 있다.

감정적 변화가 생기면 동시에 생화학적 변화가 발생한다. 개인의 생각과 믿음도 느낌과 행동 변화를 이끌어 생리적 항상성에 영향을 미칠 수 있다. 만약 스스로 부족한 인간이라는 자괴감에 시달리며 뭔가를 더 많이 하고, 더 크게 성취하려는 태도로 자신을 압박하게 되면 신체적, 감정적, 정신적 으로 과잉활성overactive 상태가 된다. 자신의 온전성을 폄하하는 어떠한 형 태의 믿음도 항상성을 깨뜨릴 수 있다. 인간의 믿음과 이에 따른 행동은 지 나치게 큰 주제이기 때문에, 이 책에서는 이상의 언급은 삼가도록 하겠다.

일상 생활에 중용이 있거나 또는 중용이 부족한 상태가 되면 직접적으로 몸의 근육 톤이 영향을 받는다. 정신적으로 과잉활성 되어 모든 이들에 앞서야 한다며 자신을 과하게 채찍질 하는 사람이 있다고 해보자. 이런 사람은 얼마 안 가 과잉활성화가 일어나 등과 어깨 근육에 긴장이 쌓일 것이다. 지나치게 육체적인 노동을 많이 하거나, 지나치게 정신적인 활동을 많이 하는데, 쉬면서 회복할 시간도 없이 삶을 살아가는 이들이 많다. 우리가 몸이라는 연속체를 과잉활성화 시키는 일에 너무 많은 시간을 허비한다면 근육 톤도 이에 따라 가파르게 상승할 것이다. 하지만 매일 과소활성화 측면, 즉 낚시, 정원 손질, 낮잠, 또는 그냥 앉아서 쉬는 일에 약간이라도 시간을 투자한다면 자동적으로 긴장이 줄어들게 된다. 육체가 움직이는 속도를 줄이고, 마음을 이완한다면 몸이라는 연속체는 중용 상태에 머무르게 될 것이다.

반면, 지나치게 활동성이 떨어지는 생활 습관 또는 우울한 감정 등으로 인해 자세를 받쳐주는 핵심 근육에 정상적인 톤이 저하될 수 있다. 이로 인해 자세가 붕괴되고 몸 전체의 정렬이 깨질 수도 있다. 이런 경우 밖에 나가 장작 모으기, 정원 관리하기, 걷기 등과 같은 야외 활동이나 일반적인 형태의 운동을 자주 하면 몸 전체의 근육 톤을 올리는 데 도움이 된다.

근본적으로 마음이 과거나 미래보다는 현재에 집중되어 있는 삶을 살면 항상성을 유지하는데 도움이 된다. 이미 일어난 일이나 아직 일어나지 않은 일에 지나치게 매몰되어 있으면 마음엔 부하가 가해진다. 따라서 현재에 집중하는 삶을 산다면 근육의 톤뿐만 아니라 다른 생리적 기능도 항상성을 향해 나아간다. 다른 이들이 자신의 몸을 움직이는 모습을 보면 그가 현재에 집중하며 사는지 그렇지 않은지를 알 수 있다. 아직 일어나지 않은 미래에 지나치게 마음이 경도되어 있는 사람의 요추 만곡은 크고, 이미 일어난 과거에 지나치게 매몰되어 있는 사람의 흉추 만곡은 큰 경향이 있기 때문이다.

반사적 감정 반응

이 책의 앞 부분에서 신경근 시스템이 골격근을 어떻게 통제하는지, 그리고 수의적 통제를 받는 골격근의 역할에 대해 논의하였다. 하지만 인체의 많은 기능이 일반적인 형태의 수의적 통제 영역 밖에서 무의식적으로 이루어진다. 자율신경계autonomic nervous system가 이러한 기능을 수행한다. 자율신경 계는 내장기와 선glands을 통제해 음식 소화와 혈액 순환을 주관할 뿐만 아 니라 공격성과 두려움에 대한 감정도 통제한다.

자율신경계는 교감신경계와 부교감신경계로 나뉜다. 이 중 교감신경계는 내장기의 활성화에 관여하지만 부교감신경은 활성화된 내장기를 진정시킨 다. 항상성을 유지할 필요가 있는 상황, 또는 위급한 환경에 처하면 교감신 경계와 부교감신경계는 심박수, 혈압, 호흡을 올리거나 내림으로써 상황에 대처한다.

자율신경계에 의해서 몸이 활성화되는 단순한 사례를 들어보도록 하겠다. 토끼가 산에서 사자를 만났다고 가정해보자. 위험을 인지한 토끼의 교감신 경계는 활성화되며 행동을 설정한다. 토끼 몸의 교감신경계가 활성화되면 내장기, 선, 그리고 근육에 적절한 형태의 신호가 전달되고, 이로 인해 토끼 는 사자와 싸우거나, 최고 속도로 도망가거나, 또는 얼음처럼 굳어지는 행 동 중 하나를 선택한다. 하지만 위험이 사라지면 자율신경 반응은 가라앉고 부교감신경 반응으로 인해 토끼의 몸은 중립 상태, 즉 항상성을 되찾게 된다.

인간도 위험을 인지하게 되면 이와 비슷한 반응을 보인다. 늪에서 악어에 게 쫓기면서 겪는 육체적 위험 상황이든, 집에서 편히 쉬면서 주식 시장 문 제를 걱정하는 정신적 위험 상관이든 상관없이 자율신경계는 활성화된다. 공격과 두려움이라는 감정적 반응이 이러한 자율신경 반응을 만들어 낼 수 있다. 따라서 극심한 감정 반응이 안정화되면 몸의 기능이 중립 상태로 되 돌아와야 건강한 사람이다.

사고를 당한 후 문제가 사라졌는데도 여전히 강한 감정의 영향이 몸에 잔 류한다면 건강 문제가 발생할 수 있다. 분노하고 걱정하는 감정은 항상 자 율신경계를 자극하여 내장기와 선을 활성화시킨다. 인간이 비록 적응의 동 물이긴 하지만 인체가 견디는 것에는 한계가 있다. 과잉활동성 상태가 지속 되는 가운데 항상성을 유지하려고 애를 쓰다보면 막대한 양의 에너지가 소 모된다. 그리고 에너지가 저하되면 온갖 종류의 질병에 쉽게 노출된다. 스 트레스가 지속되면 육체의 건강이 나빠진다는 뜻이다. 지속적인 스트레스는 서로 연관된 두 종류의 원인으로부터 비롯된다. 매일 스트레스 가득한 환경 에서 살아가거나, 처음에 겪었던 문제가 해결된 후에도 생각과 감정이 고착되어 쉽게 해결되지 않고 남아있을 때 스트레스가 지속된다.

스트레스로 인한 신경근 반사

자율신경계 반응과 스트레스 때문에 발생하는 신경근 반사를 이해하기 위해 확장(신전)과 위축(굴곡)이라는 개념을 소개하도록 하겠다. 토마스 한나는 『소마틱스』란 책에서 감정적 스트레스에 따라 인체의 신경근 시스템이 어떻게 활성화되고, 이러한 반사가 오래 지속되면 자세와 유연성에 어떤 영향을 미치는지 잘 소개하고 있다. 그의 설명이 워낙 훌륭해서 나도 여기서 간략하게 요약해서 소개하도록 하겠다. 이러한 주제에 관심이 있고 더 많은 내용을 알고 싶은 사람은『소마틱스』를 직접 읽어보길 바란다.

신전 반사와 굴곡 반사

인간은 위협을 받으면 신경근 반사가 생겨 특정한 움직임이 일어난다. 이때의 스트레스 때문에 등 뒤쪽의 근육이 무의식적으로 수축되어 어깨, 팔, 다리, 그리고 척추를 뒤쪽으로 신전시키는 반응을 토마스 한나는 초록등 반사green light reflex로 명명했다. 나는 이를 신전 반사extension reflex라고 부른다. 이 반사는 란다우 반응Landau reaction에서 비롯되었다. 란다우 반응은 건강한 아이라면 누구나 할 수 있는 자연스러운 근육 반응이다. 아이의 복부에 손을 대고 위로 들어보면 란다우 반응을 확인할 수 있다. 건강한 아이는 허리를 아치로 만들고, 머리를 들어 올린 다음 무릎을 쭉 편다. 신전 반사는 자율신경계의 투쟁-도피 반응fight-or-flight response 중 '투쟁' 측면을 반영한다. 신전 반사는 갑자기 놀라는 상황에서 '투쟁' 하려고 몸을 준비하거나 시간적 압력을 받거나 과도한 업무로 인한 스트레스 상황에서 촉발될 수 있다.

반면, 위협을 받았을 때 두려운 감정이 일어나 자신을 방어하려고 무의식적으로 몸을 아이처럼 구부리는 움직임이 발생할 수 있다. 이렇게 몸 전체 근육을 당겨 숙이는 동작을 굴곡이라고 한다. 토마스 한나는 이를 빨간 등 반사red light reflex로 표현했지만, 나는 이를 굴곡 반사flexion reflex로 부른다. 이러한 종류의 반사는 모든 동물들에게서 보이는 회피 반응withdrawal response을 기반으로 한다. 회피 반응은 몸 전면의 근육을 무의식적으로 수축하여 중요한 장부를 보호하는 과정에서 생기며, 이로 인해 다양한 종류의 생리적 변화가 발생한다. 굴곡 반사는 투쟁─도피 반응의 '도피' 측면을 반영하는데, 갑자기 큰 소리를 듣거나, 걱정과 두려움 또는 압박을 받는 상황에서 촉발될 수 있다.

신전 반사와 굴곡 반사는 환경이 주는 스트레스에 자동적, 습관적으로 적응하는 과정에서 일어나는 신경근 반응의 서로 다른 측면이다. 어떤 사람은 신전 반사 경향이 강하지만, 어떤 사람은 굴곡 반사 경향이 더 강하다. 물론 이 두 반사 유형을 자신의 자세에 동시에 갖고 있는 사람도 많이 있다.

나는 그룹 클래스를 진행할 때 회원들에게 굴곡 반사와 신전 반사를 이해시키기 위해 단순한 형태의 동작을 소개한다. 우선 회원들 중 절반에게는 의도적으로 몸 앞쪽 근육을 수축시켜 과도한 형태의 굴곡 반사 동작을 하게 하고, 다른 분들에게는 의도적으로 몸 뒤쪽 근육을 수축시켜 과도한 형태의 신전 반사 동작을 하도록 시킨다. 각 자세를 약 1분 정도 유지한 다음 그대로 선 상태에서 이리저리 방 안을 걸어보며 몸의 느낌에 의식을 집중하도록 한다. 그리고 몇 분 후에는 각자 상대편에게 다가가 무작위적으로 반대 동작을 하고 있는 사람을 만나 자신을 소개하면서 그때의 감정을 느껴보게 하면 대부분 놀라워한다. 굴곡 반사를 과도하게 했던 사람은 약해지고, 당혹스럽고, 두렵고, 위협을 느끼며, 뭔가 낮아진 것 같다는 표현을 한다. 반면 신전 반사를 과도하게 했던 사람은 자랑스럽고, 진취적이며, 강하고, 오만하고, 자신감 넘치는 느낌을 받았다는 말을 한다. 겨우 1분 정도 과도한 굴곡 또는 신전 자세를 취했는데도 이러한 감점을 느끼게 된 것이다. 이를 통해 의도적으로 자세를 과도하게 취하거나 특정 근육을 긴장시키면 운동감각이 증폭되어 해당 자세와 관련된 육체적, 감정적 반응이 일어날 수 있다는 것을 알 수 있다.

이러한 반사가 비록 중요하긴 하지만, 이 실험 결과가 사실 그렇게 놀라운 것은 아니다. 대부분의 사람들은 다른 사람이 몸을 움직이는 것을 보면서 그 사람의 성격을 자연스럽게 유추한다. 세상 사람들이 광대의 공연 보기를 즐기는 것도 이해할 만하다. 숙련된 광대는 특정 자세와 얼굴 표정으로 말한 마디 없이도 청중에게 자신의 감정을 전달할 수 있다. 바디랭귀지 때문에 그가 연출하는 캐릭터의 감정을 느끼게 되는 것이다.

나는 가끔 그룹 클래스 참가자들에게 자신의 원래 자세보다 약 5% 정도 과장된 자세를 취해보라는 주문을 한다. 겨우 5% 정도의 근육 수축 만으로도 그가 수년간 습관적으로 지니고 있던 근육 긴장이 대략적으로 어떠한 육체적, 감정적 경험과 관련을 맺고 있는지 확인할 수 있다. 2장에서 봤듯이, 움직임이 좋지 않거나 근육에 긴장이 많은 사람은 운동감각 인지가 왜곡되기 때문에 자신의 습관적 자세와 관련된 문제를 명확히 파악하지 못한다. 몸이 뻣뻣해지면 느낌이 줄어들기 때문에 감정적 경험 또한 줄어들게 마련이다.

생활 습관에서 비롯된 신경근 반사: 후안Joan

앞에서 우리는 신체의 통증 때문에 촉발되는 신경근 반사에 대해 탐구했다. 하지만 굴곡 반사와 신전 반사는 부상이나 통증 같은 문제가 없어도 촉발될 수 있다. 마음과 감정적 태도만으로도 그러한 보호 반사가 일어날 수 있다. 일상 생활 속에서 대부분의 사람들은 특별한 신체적 위협에 노출되지는 않는다. 오히려 생활 속에서 오는 단순한 스트레스에도 굴곡 반사와 신전 반사가 생기며, 이로 인해 신체 부정렬뿐만 아니라 정신적 자기이미지self-image 문제로까지 이어질 수 있다. 이때의 반사로 인해 머리에서 발끝까지, 목과 허리, 발바닥 등 신체 어디에서든 긴장이 느껴질 수 있다.

당신이 한 회사에서 20년 동안 근무해오고 있다고 상상해보라. 지난 시간 동안 회사는 승승장구하였고 당신도 안정되고 편안한 직위에서 조직 생활을 영위해 왔다. 그런데 어느 날 출근해보니 당신 회사가 더 큰 회사에 합병되었고, 새로운 경영자가 회사의 예산 낭비를 줄이려고 경영 비용 절감과 인력 감축을 결심했다고 하자. 이러한 상황에서 당신뿐만 아니라 동료들도 직장을 잃을 위기에 처하게 되었다.

가족을 부양해야 하는 당신 입장에서는 이러한 문제가 매우 스트레스로 다가올 것이다. 자신의 웰빙뿐만 아니라 재정적인 문제를 고려해보면 미래가 매우 위협받는 상황이다. 불안 때문에 당신의 자율신경계는 활성화된다. 도로에서 교통 사고에 근접한 위험에 처하게 된다 해도 우리의 자율신경계는 활성화된다. 교통 사고를 피하기 위해서는 반사적으로, 생각할 겨를 없이 몸을 움직여 자신을 보호해야 한다. 그러다 사고 위험이 사라지면 반사도 빠르게 사라진다. 하지만 실업 문제에 대한 걱정과 염려로 생긴 위협은 쉽게 사라지지 않는다. 이 경우 당신은 자기 몸에 도대체 무슨 일이 일어나고 있는지 의아해 하고, 특별한 탈출구도 발견하지 못한다. 실업에 대한 위험으로 생긴 스트레스는 새로운 직업을 찾을 때까지 몇 주 또는 몇 달 동안 지속될 수 있다. 하지만 불안한 감정으로 인해 생긴 만성적인 긴장감은 몸에 남는다. 감정적 위협 상황 때문에 활성화된 자율신경계가 진정되지 못한 채로 남아 있지만 당신은 이를 이완시키거나 가라앉힐 기회를 갖지 못한 채 살아간다.

내가 겪은 전문가로서의 경험이 이러한 문제를 명확히 하는데 도움이 될 것이다. 몇 년 전 나는 후안이라는 이름의 중년 여성을 치료한 적이 있다. 그녀는 목에 만성적인 통증과 경직이 있었다. 나를 찾아오기 전 척추 교정과 마사지 치료를 받고 특수한 목 베개도 써 보았지만 목의 통증은 없어지지 않았다. 그녀는 자신의 목 경직이 20대부터 간헐적으로 생겼는데도 이를 무시한 채 살아왔다고 토로했다. 그러다 40대가 된 지금엔 통증이 만성화되었다.

후안은 머리가 앞쪽 아래로 끌려 내려가고 흉곽이 붕괴되어 오목한 자세를 하고 있었다. 나는 그녀를 치료 테이블에 반듯하게 눕히고 머리를 가볍게 움직여 보았다. 그런데 그녀의 목을 뒤쪽이나 위로 움직일 때마다 목 근육에서 엄청난 저항이 느껴졌다. 더구나 후안은 목을 좌우로 돌릴 때마다 통증을 느꼈고 회전 범위도 크지 않았다.

쉬운 허리 동작을 알려주었지만 그녀는 자신의 복부 근육을 적절히 활용하지 못했다. 조금 더 동작 탐험을 하고 나서야 그녀는 자신의 복부 근육에 만성 긴장이 있다는 사실을 감지할 수 있게 되었다. 그러한 긴장은 가만히 누워 있는 중에도 계속 느껴졌다. 흥미로운 것은, 그녀는 이러한 긴장을 이전엔 전혀 느껴보지 못 했다는 점이다.

나는 그녀에게 복근 이완에 도움이 되는 동작을 몇 가지 알려주었는데, 얼마 안 가 잘 할 수 있게 되었다. 첫 번째 세션이 끝나갈 무렵 그녀는 목을 이전보다 좌우로 두 배나 많이 돌릴 수 있게 되었다. 내가 목을 가볍게 당겨보자, 그녀는 자신의 목 전체가 신장되는 느낌을 감지하게 되었는데, 이는 세션 전에는 전혀 느끼지 못했던 감각이었다. 이 모든 변화는 그녀가 자신의 복부 근육을 활용하고 이완하는 법을 배운 결과로 발생한 것이다.

후안의 목이 뻣뻣하고 아픈 것은 복근에서 비롯되는 굴곡 반사가 오랫동안 활성화되었기 때문이다. 복근이 반사적으로 수축하면 흉곽이 골반 쪽으로 끌려 내려간다. 이로 인해 머리는 앞쪽으로 이동하고 흉곽은 붕괴된다. 굴곡 반사로 인해 생긴 문제가 그녀의 목 근육 경직과 통증을 유도했기 때문에 문제의 원인을 해결해야 할 필요가 있었다. 바로 복부 근육을 이완시키는 것이 후안 목 문제의 핵심이었다.

나는 후안에게 두려운 감정이 어떻게 굴곡 반사를 활성화시키고 흉곽 붕괴가 생겨 신체 정렬을 깨뜨리는지 설명해주었다. 후안은 어머니의 자세가 자신보다 더 안 좋은데, 어머니도 늘 두려움과 걱정에 휩싸여 있다는 말을 했다. 후안이 어머니와 자신의 문제가 유전적인 것이냐는 질문을 했다. 나는 유전 탓으로 돌리는 것은 실제 문제를 외면하는 것이라고 답했다. 자기 자신과 자신이 바라보는 세상에 대한 믿음이 두려움과 걱정을 만들어낸다. 평생 동안 후안이 지녀온 정신적 자세가 무의식적으로 작용해 그녀의 근육과 움직임에 직접적인 영향을 끼친 것이다.

이후의 세션을 통해 그녀는 감정과 신체 문제 사이의 관계를 확신하게 되었다. 그녀는 몸 앞쪽 근육 전체의 운동감각을 높이는 동작을 집에서도 계속 했다. 나는 후안에게 하루 중 언제 근육 긴장이 일어나는지 감지해 보라고 했다. 그녀는 고속도로에 들어설 때 처음으로 자신의 근육이 긴장된다는 사실을 느끼게 되었다. 후안은 학교 선생님이었는데, 학교에 있는 동안에도 근육 긴장이 있다는 것을 감지하게 되었고, 자신이 가르치는 학생 중 한 명을 만날 때 목과 복부 근육에 긴장이 유발된다는 사실도 알게 되었다. 며칠이 더 지나자 그녀는 자신의 신체 전면부 근육과 목 근육이 거의 하루 종일 긴장하고 있으며, 특별한 스트레스가 없는 상황에서도 긴장이 발생한다는 사실도 알게 되었다.

이제 그녀는 명확한 스트레스가 없는 상황에서도 복근이 습관적으로 긴장할 수 있다는 점을 이해하게 되었다. 하지만 스트레스가 있는 상황에서는 그러한 근육 긴장이 더욱 강해졌다. 그녀는 이제 자신의 몸에 숨어서 계속 문제를 일으키는 스트레스를 인지하게 되었다. 그리고 자신이 습관적으로 두려워하고 걱정하는 생활 습관 때문에 만성 근긴장이 생기고, 이러한 근긴장으로 인해 촉발된 굴곡 반사에 대해서도 이해하게 되었다.

후안의 경우에서 보았듯, 생각과 믿음이 근육에 습관화된 긴장을 뿌리내리게 할 수 있다. 평소에 잘 인지하지 못하는 자신만의 정신적 태도, 예를 들어, 경쟁심, 다른 사람과의 비교심, 세상에 대한 공격성과 같은 삶과 세상을 바라보는 태도로 인해 몸에 특정한 프로그램이 설치된다. 자신만의 믿음 체계는 온전한 자아를 대하는 태도에도 영향을 준다. 외부 환경에서 오는 위협에 따라 신경계에서 방어 반응이 활성화되는 것과 마찬가지로, 마음이 인식한 위협 또한 똑같은 형태의 자동 반응을 창출한다. 사실, 허구의 관념으로 만들어진 공포만으로도 교감신경계는 활성화되고 실제 위험 상황과 똑같은 효과를 몸에 만들어낼 수 있다. 코뿔소처럼 자신을 몰아붙이는 태도 또한 스트레스를 만드는 원인이 된다. 이러한 자기 믿음은 늘 실패로 귀결된다. 아무리 애를 써도 심각한 스트레스를 유발하기 때문이다. 지나치게 부정적인 믿음뿐만 아니라 과한 믿음도 신경근 반사를 일으킬 수 있다. 이때의 반사로 인해 몸 전체 근육은 단축되고 긴장된다.

감정적 스트레스로 인해 만성 근긴장이 발생하면, 근육 반사는 습관화된다. 이에 따라 운동감각 기능장애가 생기며 오래 지속되는, 불수의적 근육 단축이 생긴다. 초기에 근육 반사를 일으켰던 감정적 환경이 사라진 후에도 DMP는 지속될 수 있다. 다시 말해, 처음의 문제가 사라지고 시간이 지난 후에도 여전히 활성화된 반사를 풀지 못한 근육이 있을 수 있다는 뜻이다.

나는 후안처럼 굴곡 반사와 신전 반사가 복합적으로 작용해 만성 근육통을 일으킨 사람들을 많이 치료해 보았다. 보통 그들은 한두 번 정도의 세션만으로도, 자신의 긴장된 근육을 의도를 활용해 풀어내는 법을 배워서 통증을 극적으로 감소시키곤 했다. 반사가 중첩된 사람에겐 자신이 감지하지 못하는 근육 긴장을 느낄 수 있도록 해주면 그만이다. 자신의 운동감각 인지를 높이는 법을 배운 이들은 움직임 탐험을 통해 어렵지 않게 문제가 되는 근육을 이완시킬 수 있었다. 하지만 반사 문제가 쉽게 해결되지 않는 사람도 많았다. 그들은 대부분 스트레스를 만들어내는 생각과 감정을 일상적으로 지니고 있었다. 삶의 태도가 지속적으로 근육 반사를 유발시키는 사람이라면 그 문제가 해결되어야 근육 긴장도 해결된다.

심인성 통증

몇 년 전 나는 근육 긴장이 높거나 특이한 통증을 지닌 고객들에게서 뭔가 주목할 만한 일이 일어나는 것을 감지하기 시작했다. 몇 번의 세션을 받고 나서 긴장된 근육을 모두 풀어냈는데도, 여전히 세션 전과 같은 통증을 지니고 있는 고객들이 있었던 것이다. 특별한 구조적 문제가 있지도 않았는데, 긴장된 근육을 모두 이완시키고도 아픔을 계속 호소하는 사람들이 있다.

도나Donna가 그런 사람들 중 한 명이었다. 그녀는 어깨에 긴장과 통증을 느끼고 있었는데, 첫 세션에서는 긴장을 다 이완하지 못해서 몇 번의 수기요법과 교정운동을 받고, 집에서는 배운 근육재훈련 운동을 계속 했다. 내가 보기에 그녀 양쪽 어깨의 긴장은 다 사라졌는데도 같은 근육에서 계속 통증을 느끼고 있었다.

나는 원래 마사지 테라피스트였고 어깨 근육 긴장을 지닌 이들 수천 명을 치료했던 경험이 있다. 당시 딱딱하고 유연하지 못한 어깨를 지닌 사람에게 마사지를 해주면 한 시간이 안 되어 부드러워졌었다. 마사지 테이블 위에서 일어나는 사람들은 대부분 자신의 어깨가 부드러워졌고 통증도 덜 느껴진다는 말을 했다. 이를 보면 근육 이완과 통증 완화 사이에는 연관성이 있음이 확실하다. 그런데 도나의 경우는 어떻게 설명할 수 있을까? 근육이 이완되었는데도 통증은 사라지지 않은 이유는 뭘까? 그녀의 통증은 정신 혹은 마음으로부터 비롯된 것이다. 그래서 단순히 근육을 이완하는 것만으로는 문제의 뿌리를 제거할 수 없었던 것이다.

근육재훈련요법을 통해 긴장된 근육이 이완된 후, 다음 번 세션에 찾아온 사람이 자신의 원래 통증은 사라졌는데 전혀 새로운 부위에 새로운 통증이 생겼다고 호소하는 경우도 있다. 한 부위 근육이 이완되면서 몸의 정렬 상태가 변하고, 이로 인해 다른 부위 근육에서 새롭게 당기는 힘이 생겨서 그렇게 되었을 수 있다. 하지만 이러한 설명이 전혀 안 맞는 경우도 있다.

이에 대한 대표적인 사례가 바로 릴리Lily이다. 그녀는 목에 통증이 있어 나를 찾아왔다. 세션을 받고 목의 통증은 거의 없어졌는데, 다음 날, 목의 통증은 없는데 왼쪽 발에 통증이 생겨 거의 걸을 수도 없다며 전화를 걸어 왔다. 릴리에게 발의 통증은 전혀 새로운 종류의 문제였으며, 그녀는 이전엔 발의 통증을 느꼈던 적이 없었다고 했다.

릴리의 예를 보면 몸의 통증이 마음에서 비롯될 수 있음을 알 수 있다. 그녀가 겪는 통증은 가상의 통증이 아니라 실제 몸에서 전해지는 통증이다. 하지만 신체 부정렬, 근육 긴장, 또는 통증에 따른 신경근이나 근막 반응으로 인한 통증이 아닌 정신에서 비롯된 것이다. 그녀는 자신의 감정을 억압하는 경향이 있었으며 이로 인해 감정을 인지하는 힘이 실제로 떨어져 있었다. 그녀가 목에 통증을 느끼는 것은 이러한 감정 인지 문제 때문이었다. 나의 치료로 목의 긴장은 해소되었지만 통증을 일으켰던 감정 문제를 해결해 주지는 못했다. 그래서 그녀의 신경계는 통증을 목에서 다리로 내려 보냈던 것이다. 이러한 현상은 수천 년간 발전해 온 아시아 전통의학 개념을 적용하면 잘 이해할 수 있다(목 뒤쪽은 족태양방광경을 통해 발까지 이어져 있다. – 옮긴이). 동양인들은 육체와 감정이 분리되어 있지 않다고 생각해 왔다. 따라서 감정을 억압하면 몸에 해가 될 수 있다. 정말 단순하면서 명확한 설명 아닌가?

정신이 근골격계 통증에 영향을 줄 수 있다는 개념을 가장 제대로 설명한 현대인은 바로 존 사노John Sarno이다. 의사였던 사노는 그의 책 『통증혁명 Healing Back Pain』과 『TMS통증치료혁명The Mindbody Prescription』에서 자신이 개발한 진단과 치료 기법으로 이러한 통증 문제를 좀 더 깊게 탐구해 들어갔으며, 근골격계 통증을 해결하는데 주목할 만한 성과를 거두었다(사노의 책 제목은 원제목이 아닌 한국에서 번역되어 출간된 책 제목을 그대로 따랐다. – 옮긴이). 그는 '정신에서 비롯되는 통증'이라는 의미를 담아 심인성 통증psychogenic pain이라는 용어를 제시한다.

사노는 그의 책에서 심인성 통증에 대해 과학적이며 합리적인 설명을 제공한다. 그는 인체 특정 부위에 산소 공급이 차단되면 생리학적 변화가 일어나 통증 수용기를 자극할 수 있다는 주장을 한다. 감정 억압으로 인해 근육, 관절, 신경 주변의 동맥이 압박을 받으면 산소 공급이 줄어든다. 내 생각에 이러한 반응은 정맥과 감정을 통제하는 자율신경계에 원인이 있다. 어쨌든, 몸에 통증이 많이 생기면, 의식은 그 통증에 사로잡히기 때문에 숨어 있는 감정 문제로부터 자신을 유리시키게 된다. 따라서 정신적, 감정적 문제로 인해 발생하는 통증에 대한 해결책은 육체의 통증 아래 존재하는 감정을 다시 인지하는 것이다. 사노는 이런 종류의 통증을 해결할 수 있는 실질적인 방법도 제시한다.

감정 고정

대양에서 파도가 움직이는 것처럼 감정에도 움직임이 있다. 파도는 바닷물을 타고 움직이지만, 감정은 사람을 타고 움직인다. 고요한 바다에 파도가 지나가면 해수면은 요동친다. 하지만 파도가 모두 지나가고 나면 해수면은 다시 고요해진다. 마찬가지로, 감정도 파도처럼 오르내리고, 요동쳤다 잦아든다. 감정이 쉽게 변한다는 사실을 이해하려면 아이를 보라. 아이들은 화내고, 슬퍼지만 5분이 안 지나 다시 행복한 표정으로 재미있게 논다. 아이들은 특정한 감정을 경험하지만, 그러한 감정이 잦아들면 그냥 내버려둔다. 어른들도 아이들이 감정을 대하는 태도를 배울 필요가 있다.

삶이 구속당해 있는 어른들은 파도처럼 밀려왔다 밀려가며 변화하는 감정 흐름을 무시하거나 방해하는 경향이 있다. 이러한 감정 방해 현상은 어린 시절부터 비롯될 수 있으며 나중엔 그 감정 문제가 고착되게 된다.

어른들이 자연스러운 감정의 흐름에 방해를 받는 두 가지 경우가 있다. 하나는 특정 감정에 대해 지나치게 생각을 많이 해서 해당 감정이 자연스럽게 사라지지 못하고 고착되는 경우이고(감정 고정), 다른 하나는 자신의 감정을 억압하거나 부인하면서 무시하는 경우이다(감정 부정). 이 둘 모두 심인성 통증의 원인이 된다.

감정 고정holding이 생기면 감정의 파도가 올라간 다음 내려오거나 흘러가지 못하게 된다. 특정한 지점에서 멈추어 흘러가지 않으니 감정 에너지도 잦아들지 않는다. 마음이 해당 감정에 계속 집중되어 끊임없이 그 감정을 되새길 때 이러한 현상이 발생한다. 처음 문제가 생기고 오랜 시간이 지났는데도 끊임없이 그 감정을 되새기는 것이다.

지금까지 설명했듯이, 마음과 감정은 서로 분리되지 않는다. 쉽게 표현하면, 마음은 생각하고 감정은 느낀다. 사고는 느낌에 영향을 주고, 느낌도 사고에 영향을 준다. 감정이 올라가면 자율신경계가 관여한다. 감정의 파도가 자연스럽게 잦아들지 않으면 자율신경계가 활성화되어 계속해서 근육 반사를 촉진시키는 것이다. 누군가 과거 사건을 계속 되새기면, 그는 그 사건과 관련되어 해결되지 않은 특정 감정을 계속 경험하게 될 것이다. 그러면 불수의적인 만성 근육 수축이 발생할 수 있다.

신체에 부상이 생겨 통증이 충분히 강하게 전해지면 이에 대한 반응으로 통증 반사가 생길 수 있다(4장 참조). 통증 반사가 생기면 근육은 불수의적으로 수축한다. 또한, 굴곡 반사와 신전 반사가 습관화되어 근육통이 생겨도 통증 반사를 촉발시킬 수 있다. 짐Jim이라는 이름을 지닌 고객도 이러한 문제를 지니고 있었다. 짐은 자신의 목 통증이 사위 때문이라고 주장했다. 짐과 그의 아내는 딸과 사위, 그리고 두 명의 손자와 함께 살고 있었다. 짐의 딸이 대학에 다닐 때 그녀의 남편은 실직 상태였다. 딸의 남편이 직장 구할 생각은 하지 않고 집에서 뒹굴거리는 모습을 보면서 짐은 몹시 화가 났었다. 그는 사위를 게으른 비렁뱅이로 간주하고 매우 미워했다.

이런 상황은 몇 개월 동안 계속되었다. 짐은 사위와 얘기할 때마다 분노가 솟구쳤다. 나는 짐에게 왜 딸과 사위에게 이사하라는 말을 하지 않았냐고 물었다. 그는 자신과 아내가 손자들을 돌봐야 한다고 느꼈고 딸 식구가 세상에 방치되는 것은 상상도 할 수 없었다고 대답했다. 짐의 아내는 딸이 대학을 졸업할 때까지 딸 식구에게 방을 제공하고 싶어했고 이런 상황이 일년간 계속 되었다.

짐의 목과 어깨엔 긴장과 통증이 계속 발생했다. 그는 자신이 화가 나 있다는 사실을 잘 알고 있었고 이를 부인하지도 않았다. 하지만 그는 상황을 있는 그대로 받아들이지 않았다. 그래서 매일 화를 냈다. 그는 자신의 딸이 그런 게으른 놈팽이와 결혼했다는 사실을 받아들일 수 없었다. 그리고 딸의 가족과 적어도 일 년간 계속 한 집에서 살아야 한다는 사실도 납득이 되지 않았다. 그러면서도 직장 없는 사위를 내치지도 못하는 이도 저도 아닌 상황에 처하게 된 것이다.

나는 짐의 가정사에 대해 왈가왈부할 입장이 아니었다. 하지만 우리 둘 모두 어깨와 목에 생긴 만성 통증이 분노라는 감정 때문에 발행한 것이라는 사실을 명확히 알고 있었다. 한 번 화를 낸다고 만성 근긴장이 생기지는 않는다. 계속 화를 내기 때문에 긴장이 만성화되는 것이다. 짐은 화에 고착되었으며, 정신적으로 계속 그 감정을 반복하면서 화를 내는 것은 당연하다는 식으로 자신을 합리화하고 있었다. 그러니 그의 자율신경계는 계속해서 활성화되었고, 이로 인해 목과 척추에 반사적 근육 단축이 발생한 것이다. 감정적 긴장이 계속되는 한 근육 긴장도 계속된다. 짐의 분노는 결코 잦아들지 않는 파도와 같다. 분노의 파도가 계속 치고 있는 한 자율신경계는 계속 활성화될 것이고, 이로 인한 신경근 반사와 통증 반사도 계속될 수밖에 없다.

나는 짐에게 자신의 감정적 상황을 받아들이고, 그러한 감정이 흘러가도록 내버려 두라는 조언을 했다. 감정적 파도가 잦아들어야 자율신경 반사가 없어진다는 사실도 설명해 주었다. 자신이 상황의 희생양이지만 그 상황을 받아들일지 말지는 스스로 선택할 수 있다는 사실을 받아들인 후 짐에게 변화가 일어났다. 그는 자신의 우선순위가 손자들을 돕는 것이며, 그러한 도움을 주는 행동을 자신이 선택했음을 이해하고 받아들였다. 그는 의도를 활용해 자신이 처한 환경과 다투는 것을 멈추었다. 그러자 목과 어깨 통증을 유발했던 고착된 감정에서 해방되었다. 짐은 끊임없이 자신을 자극하던 분노를 놓아버렸다. 그러자 목과 어깨 통증도 사라지게 되었다.

감정 부정

감정 방해를 일으켜 심인성 통증을 유발하는 두 번째 요인은 감정 부정denial이다. 하지만 감정 부정(또는 감정 부인)은 감정 고정보다 확연히 드러나지 않는다. 이 요인은 부정하고 억압하면서 생기는 느낌 아래 숨어있기 때문이다.

마음이 집중력을 분리시켜 특정한 생각을 개입시키기 때문에 부정하는 느낌이 발생한다. 예를 들어, 누군가와 논쟁하는 상황이 싫은 사람이라면, "나는 논쟁으로 상처받고 싶지 않아. 이런 느낌은 정말 싫어" 하면서 스스로를 합리화하게 된다. 이렇게 마음을 상처받을 것 같은 느낌에서 분리시키면,

상처받을 때의 느낌을 정지시키는 결과를 가져온다.

단기적으로는 특정한 감정을 억압하여 안 좋은 상황을 헤쳐나가는 것이 때론 좋은 전략일 수 있다. 예를 들어, 불타는 건물에서 뛰쳐나오면서 그 때의 감정을 무시하면 오히려 위급 상황을 탈출하는 데 도움이 된다. 하지만 살아가면서 습관적으로 감정을 부인하는 태도는 해가 될 수도 있다. 아이 때부터 감정을 부인해 온 사람이라면, 어른이 되면 감정 부인 전문가가 된다. 특정 감정이 일어날 때 이를 교묘하게 부인할 수 있다. 심지어 그러한 감정이 존재한다는 사실을 인지하지 않는 경지에 도달할 수도 있다. 하지만 누군가 당신이 부인해온 감정에 대해 대화를 하려 하면, 당신은 그가 하는 말이 도대체 무슨 의미인지 알아채지 못할 수도 있다. 어떻게, 그리고 언제 그러한 감정이 존재한다는 사실을 부인하게 되었을까?

특정 감정을 차단하는 것이 그렇게 나쁜 일일까? "모르는 것은 상처를 주지 않는다"는 말이 있다. 하지만 감정을 억압하면 건강에 부정적인 영향을 줄 수 있다는 관점에서 보면, 모르는 것이 실제로는 상처를 줄 수 있다. 감정적으로 반응할 수 있는 능력은 인간이라는 존재의 통합적인 영역이다. 감정이 일어나면, 그 감정은 존재하게 된다. 일단 존재하는 감정은 완전히 없앨 수 없다. 대양의 파도처럼 감정도 그 안에 힘과 모멘텀이 있어서 무언가 완성시키려는 방향으로 움직인다. 그런데 감정의 파도가 치기 시작할 때 이를 억압하는 능력을 개발하고서, 감정이 사라졌다고 단순히 믿어버리면, 실제로 사라져버린 것은 감정이 아니라 바로 당신이 될 수도 있다. 감정 에너지는 여전히 존재하면서 계속해서 생리적 효과를 낳고 있기 때문이다.

부인된 감정은 계속해서 정신에 힘을 행사하고, 이때의 힘은 감정과 상충된다. 당신이 비록 그 감정을 인지하지 못한다 할지라도, 해소되지 못한 감정은 정신에 자극을 가한다는 뜻이다. 더구나, 정신적 자극은 생리적 자극을 낳는다(육체와 정신이 서로 분리되지 않는다는 사실을 기억하라). 이게 바로 감정을 부인하거나 억압하면 근육통 증후군이 생기는 기전이다. 억압된 감정과 육체적 통증 사이에 생기는 이러한 관계성은 그다지 새로운 개념이 아니다. 수천 년 동안 세상 곳곳에 산재한 전통 의학에 남아있는 생각이기 때문이다.

감정은 몸과 마음이라는 내적 환경 뿐만 아니라 외적 환경에 대한 반응으로도 생겨난다. 감정은 자신이 특정 사건에 대해 어떻게 느끼는지 그리고 그 사건에서 무엇을 원하는지에 대한 정보이다. 이러한 정보 때문에 우리는 세상이라는 바다를 성공적으로 항해할 수 있다. 그렇기 때문에 당신이 감정과 단절된다면 삶에 필수불가결한 정보를 상실하게 될 수도 있다. 세상을 성공적으로 살아가려면 감정뿐만 아니라 논리적이고 이성적인 마음도 필요하다. 하지만 감정은 모든 상황에서 필요하지만, 논리와 이성은 가끔씩 필요한 요소이다. 따라서 감정적 반응이 필요한 상황에서 습관적으로 이성적 태도를 취하거나, 합리적 마음으로 감정을 습관적으로 부인하게 되면 당신은 감정 지성emotional intelligence을 상실하게 되어 심인성 통증을 얻게 될 지도 모른다.

감정을 부인하는 상황은 매우 흔하다. "화를 내서는 안 돼. 화를 내는 게 무슨 도움이 되겠어?" 하는 말을 스스로 하거나, 아니면 다른 이에게 들어본 적이 있을 것이다. 이게 바로 이성을 동원해 화를 억압하는 상황이다. 화를 내야만 한다거나 또는 내지 말아야 한다고 생각하는 것에 문제가 있는 것은 아니다. 생각을 어떻게 하든 일단 화를 내면, 화가 난 것이다. 그리고 특정 감정이 일어나면 신체가 활성화된다. 주의를 다른 데 돌려서 그러한 감정을 회피하거나 억압한다고 하더라도 화가 난 것에 대한 기억과 그 기억이 신체에 미치는 효과는 완전히 해소되지 않는다. 화를 냈을 때의 기억이 몸에 그대로 남아 보이지 않는 통증 요인으로 작용할 수 있기 때문이다.

강한 감정을 억압하면, 몸의 생리 시스템 대부분에 물리적 반응이 일어날 수 있다. 특히, 억압된 감정으로 인해 근육과 관절에 통증이 유발될 수 있다. 이러한 통증이 일어나면 통증 반사로 인해 근육은 반사적으로 수축한다. 그렇게 되면 몸에는 두 가지 원인에서 비롯된 통증이 공존하게 된다. 하나는 원래의 심인성 통증이고, 다른 하나는 통증 반사로 인해 생긴 긴장성 통증이다. 예를 들어, 나는 척추에 통증을 지닌 사람을 치료한 적이 있다. 적절한 수기요법과 근육재훈련을 통해 대부분의 통증을 없앴는데도 잔존하는 통증이 남아 있었다. 이런 경우, 근육 반사로 인한 통증은 제거됐지만, 감정 문제로 인해 잠재된 통증은 여전히 남아 있는 것이며 다른 조치가 필요하다.

통증에 대한 정신적 개입

감정에 의해 신체에 통증이 생기는 세 번째 요인은 바로 통증에 대한 정신적 개입mental anticipation이다. 과거에 몸에 부상을 입거나 신경근 반응이 생겨 통증이 생긴 사람이 문제가 사라진 후에도 계속 그때의 통증을 예상expectation 하게 되면 이러한 통증이 생긴다. 통증에 대한 예상이 그러한 통증이 일어나도록 만드는 것이다. 내가 말하는 것은 과거 경험에 기반한 '자연스러운 예상'이다.

예를 들어, 손을 어깨 위로 올릴 때마다 통증을 겪는 사람이 있다고 하자. 그는 손을 다시 들어 올릴 때마다 자연스럽게 그러한 통증이 생길 것으로 '예상'한다. 예상의 기반은 통증에 대한 기억이다. 과거 통증에 대한 기억이 근육을 수축시켜, 손을 어깨 위로 들어 올릴 때마다 똑같은 통증을 일으키는 것이다. 정신이 개입하게 되면서 없는 통증을 실제로 만들어내게 되었다는 뜻이다. 이런 경우를 당한 사람들은 자신의 문제가 실제 몸의 구조적 문제 또는 부상 때문이라고 종종 착각한다.

리차드Richard는 '통증에 대한 정신적 개입'을 보여주는 대표적인 사례이다. 그가 나를 처음 찾아 왔을 때 나이가 45세였다. 그는 허리 전체, 목, 어깨, 골반, 그리고 무릎에 통증을 지니고 있었다. 나를 만나기 전 다양한 종류의 운동을 하고, 치료도 받고, 약물도 복용해 봤지만 오히려 통증은 커지기만 했다. 그는 장시간 운전을 해야 하는 직업을 갖고 있었다. 그래서 오래 차를 운전한 후 밖으로 걸어 나오려면 한 시간 정도 차 안에서 스트레칭을 해야만 했다.

내가 가르쳐준 운동을 몇 개월 정도 한 후 그의 척추 통증은 점차 줄어들었다. 통증이 어느 정도 사라진 다음 몇 년 동안은 비정기적으로 가끔 찾아왔는데 그동안 그의 어깨, 목, 골반 통증은 거의 대부분 사라졌다. 그는 내게, 몸의 느낌도 정말 좋고 장시간 차를 운전해도 요통이 없다는 말을 해주었다.

그런데 오직 무릎 한 부위에만 통증이 계속 남아 리차드를 괴롭히고 있었다. 뻣뻣하고 아픈 무릎 때문에 리차드는 바닥에서 무릎을 꿇거나 쭈그리고 앉을 수가 없었다. 허리 느낌이 좋아지니 그는 좀 더 열심히 운동을 하고 싶어했다. 나는 산책을 해보라고 권했다. 하지만 그는 겨우 400m 정도만 걸어도 무릎이 아파 '죽을' 지경에 처했다. 조깅은 말할 것도 없었고, 스쿼트 동작도 할 수 없었다.

내가 다시 리차드의 무릎을 검사해보았지만 무릎 통증을 일으키는 근막 문제는 없었다. 의사는 그에게 애매모호한 정보를 제공했다. 그를 검사한 의사 중 한 명은 연골연화증chondromalacia 진단을 내렸다. 이는 무릎 관절 내의 연골에 연화softening가 생긴 질환이다. 이때문에 리차드는 자신의 무릎이 닳았다며 되려 걱정이 늘었다.

나는 그의 무릎에 별 문제가 없다고 말해주었다. 인대는 튼튼했으며, 다리 근육의 톤도 좋았다. 또한 결합조직 유착도 보이지 않았다. 무릎 부상을 의심할 만한 어떤 문제도 없었던 것이다.

내가 볼 때 리차드는 자신의 무릎을 굽힐 때 지나치게 조심하는 태도를 지니고 있었다. 예를 들어, 내가 쭈그리고 앉아 얼마나 걸을 수 있는지 보여달라고 요청했을 때, 그는 별로 아프지도 않는데 불안해하며 몸을 이완하지 못했다. 그는 특정 지점에서 통증이 생길 수 있다는 염려 때문에 이완할 수 없다고 걱정을 토로했다.

리차드는 의사가 추천한 모든 종류의 요법을 해보고 약물도 복용하면서 무릎 문제를 해결해 보려고 노력했다. 하지만 아무런 변화도 일어나지 않았다. 무릎이 아픈 수준도 매일 달랐다. 그래서 어느 정도 몸을 움직여야 무릎에 통증이 생기는지 그도 예상할 수 없었다. 예를 들면, 어느 날은 산책을 할 때 무릎에 아무런 통증도 없는데, 또 어떤 날은 아파서 발을 떼기도 힘들었다. 무릎 통증이 이렇게 불규칙적으로 생기니 그는 무릎 어딘가에 손상이 생긴 건지 의심하기 시작했다.

나는 그에게 한 가지 실험을 해보라고 제안했다. 우선 한 달간 무릎에 아무런 문제가 없다고 가정하고 살아보라고 했다. 정신적 개입 또는 감정적 억압 때문에 통증이 생긴 것일 수도 있기 때문이다. 내가 보기에 그의 무릎은 건강했고 아무런 손상도 없었다. 무릎에 손상이 있다는 염려를 하고 있던 리처드가 이러한 나의 제안을 받아들이기는 쉽지 않았다. 무릎에 무언가 문제가 생겼을 수도 있지만 그렇지 않았을 수도 있다. 무릎에 손상이 있다면 리처드의 직업 때문에 앞으로도 무릎 문제가 계속될 것이다. 그러니 한달 정도 더 산책을 하면서 이런 실험을 해보는 것은 그에게도 아무런 손해가 되지 않고, 실제 문제가 없다면 걱정할 것도 없으니 좋지 않냐며 그를 설득했다.

리차드는 나의 추론을 받아들였고 한번 해보기로 결심했다. 내가 그에게 내린 숙제는 바로 매일 산책을 하는 것이었다. 산책을 하다 무릎 통증이 느껴지면, 무릎에 아무런 구조적 문제가 없다는 사실을 떠올리라고 했다. 무릎이 실제로 건강하다는 가정하에 논리적 추론을 하며 실험을 하는 것이다. 리처드는 원하는 만큼 이러한 추론을 계속 하면서 산책을 할 수 있다. 이런 실험은 통증에 대한 정신적 개입 때문에 걸을 때마다 무릎 손상을 걱정하며 두려워하는 감정을 다루는 데 도움이 된다.

2주가 지나서 그는 내게 전화로, 매일 산책을 했는데도 무릎이 아프지 않다고 전해왔다. 그는 오히려 전보다 무릎이 나아졌다는 말까지 했다. 이러한 실험으로 인해 그는 자신의 무릎에 손상이 생겼다는 생각을 의심하기 시작했다. 최근까지 리차드는 자신의 무릎 상태에 따라 아내와 저녁 외식 하는 거리를 결정하기도 했다. 차까지 걸어갈지, 식당까지 걸어갈지 결정하는 것이 무릎 상태에 따라 달라졌던 것이다. 하지만 이젠 무릎에 아무런 통증 없이도 5km 정도는 끄떡없이 산책을 할 수 있게 되었으며 실제 느껴지는 통증도 거의 없어졌다.

몇 년간 리처드는 자신의 무릎에 통증이 있다는 '예상' 때문에 근육 긴장을 갖게 되었으며 결국 실제 통증을 겪게 되었다. 이는 마치 자기충족예언 self-fulfilling prophecy과 비슷하다. 통증에 대한 사고 실험을 통해 일차적인 성공을 맛보고 나니, 그는 매일 산책을 하며 자신의 무릎에 아무 문제도 없다는 사실을 계속 상기시켰다. 그렇게 6개월이 지난 후 그는 내게 전화를 걸어 무릎을 이전보다 더 많이 굽힐 수 있게 되었다며 좋아했다. 나중에는 무릎 걸음으로 바닥을 걷고 쭈그려 앉아 있으면서도 무릎에 아무런 통증을 느끼지 않는 경지에 이르렀다. 그는 이제 원하는 만큼 걸어 다녀도 무릎에 아무런 통증이 없다.

감정 허용

심인성 통증에 대한 이야기를 들으면 매우 비판적으로 변하는 사람들이 있다. 어떤 이들은 내가 하는 이야기를 아직 검증되지 않은 민간 정신요법 사례 정도로 간주하며, 또 어떤 이들은 실제 정신질환자에 대한 경우로 착각한다. 물론 이 두 경우 모두 내가 말하는 심인성 통증과는 다르다. 감정은 몸과 마음 모두와 관련이 있다는 사실을 기억하라. 몸과 마음이 모두 특정 감정을 느끼거나 인지하기를 거부하면 그 감정으로 비롯되는 문제를 제대로 파악하기 어렵다. 물론 자신의 인지 밑에 무언가 잠재되어 있다는 사실을 받아들이기는 쉬운 일이 아니다. 하지만 심인성 통증은 믿음의 문제가 아니라, 섬세한 평가가 필요한 문제다. 몸과 마음이 서로 양분되지 않는다는 사실에 대해 이해를 해야 하고, 그러한 통증이 어떻게 발생하는지 기전도 확인해야 하며, 진단을 통해 결과를 얻고, 이전에 받았던 치료법의 효과도 함께 비교해봐야 이 문제를 다룰 수 있다.

있는 그대로를 수용하기: 그레그Greg

사람들은 종종 자신이 받는 스트레스를 없애면 통증도 사라지느냐는 질문을 한다. 스트레스 자체를 없애는 것은 외적으로도 불가능해 보이고 바람직한 접근도 아니다. "적당한 스트레스는 건강에 유용하다"는 금언이 어느 정도는 사실이다. 물론 어떤 스트레스 상황은 다른 스트레스 상황에 비해 다루기 어렵다는 것을 잘 안다. 하지만 중요한 것은 스트레스 자체가 아니라 스트레스에 대한 당신의 반응이다. 스트레스를 주는 상황이 감정적 반응을 촉진시키기 때문에 문제가 되는 것이다. 자연스럽게 일어나는 감정을 부인하거나 무시하면 우선 혼란스러운 상황은 피할 수 있다. 하지만 이러한 감정 억압이 지속되면 몸에 통증이 생기게 된다.

스트레스로 인해 생기는 감정이 왔다가 지나가도록 허용한다면 그 감정 에너지는 분산된다. 다시 말해, 합리화하고, 부인하고, 변화시키지 말고 감정을 있는 그대로 내버려 두는 것이 중요하다. 있는 그대로를 수용accepting what is 함으로써 상황 자체를 단순하게 받아들이는 것이다. 그렇게 하면 감정으로 인한 통증을 일시적으로 경험하기는 하지만 그때의 감정 에너지가 쌓여서 불필요한 신체 통증으로 바뀌지는 않는다.

　요통을 지니고 있던 그레그가 내게서 배운 방법이 이것이다. 그레그는 44세로 몇 년간 요통에 시달려왔다. 예전에 카이로프락틱과 마사지 테라피를 받은 적도 있지만 어느 것도 지속적인 효과는 없었다. 그는 또, 스트레칭과 요가를 배울 때 기분 좋은 느낌을 받기는 했지만 요통이 감소하지는 않았다. 나를 처음 만났을 때 그는 자신이 늙어가는 느낌이 든다고 호소했다. 통증을 줄여보려고 시도했던 일들에 별다른 효과를 얻지 못해 실망한 상태였으니 그렇게 느끼는 것도 당연했다.

　그레그는 붕괴형 자세를 지니고 있었다. 나는 그에게 근육을 교정하고 신체를 정렬할 수 있는 인지 운동을 알려주었다. 내가 알려준 동작과 기법은 요통에 매우 효과가 좋은 것들이었다. 그레그는 이를 통해 자신의 척추를 올바르게 지지하는 감각을 얻게 되었다. 몇 주가 지나자 붕괴되었던 그의 자세는 전보다 바르게 변했다. 그는 이전보다 깊고도 쉽게 호흡을 할 수 있게 되었고 몸에 기분 좋은 느낌을 받게 되었다. 하지만 여전히 허리의 통증은 없어지지 않았다.

　나는 감정적 억압이 요통을 일으킬 수 있다는 사실을 그에게 설명해 주었는데, 그는 바로 이를 받아들였다. 그레그 자신도 감정적 문제가 있을 수 있다는 감을 갖고 있었기 때문이다. 자신의 감정을 잘 다루지 못한다는 사실을 이미 알고 있었던 것이 그에겐 이득이 되었다. 나는 그에게, 우선 몸의 정렬 상태도 나쁘지 않고 구조적인 문제도 없으니 척추에 뭔가 '잘못'이 있다는 생각을 바꿔보고, 또 자신이 느끼기를 거부했던 본래의 감정을 한번 찾아보라는 제안 두 가지를 해주었다.

　그레그는 2주가 지난 후에 전화로 요통이 모두 사라졌다고 전해왔다. 요통이 없어진 것은 정말 대단한 성과이긴 하지만, 그가 더 놀란 것은 자신의 감정이 이완되었다는 점이다. 그는 습관적으로 감정을 억압하고 무시해 왔다. 그런데 이제는 화가 날 때 그 화를 있는 그대로 느끼면 더 이상 문제로 바뀌지 않았다. 그는 화가 나 있는 상태를 해결하는데 특별한 운동이 필요치 않다는 사실도 알게 되었다. 단지 느껴지는 것을 느껴지도록 내버려두면, 그 느낌은 점차 희미해진다. "저항하면 저항이 생긴다"라는 말이 있는

데, 그레그의 사례가 이를 증명한다. 화가 느껴질 때 이를 피하려고 하니 오히려 그 화가 더 강해졌던 것이다. 그래서 화를 그대로 느끼게 되니 화를 잘 내지 않는 사람이 된 것이다.

그레그는 과거에 가능한 억지로 몸을 이완해 보려고 안간 힘을 쓰며 화를 내서는 안 된다고 스스로 다짐했었다. 그러다 화가 나면 이완하려 했지만, 이는 오히려 일어나는 감정을 회피하는 결과를 낳았다. 이완해야만 하고, 화를 내서는 안 된다고 스스로 다짐하는 행동이 오히려 문제를 만들었던 것이다. 그리고 있는 그대로의 감정을 수용하지 않으니 긴장은 습관적이고, 만성적으로 변해갔다. 이런 상태로 그레그는 몇 년간 감정을 제거하거나 무시하는 삶을 바쁘게 살아오느라 현재 시점에서 화를 경험하지 못하게 되었다. 현재 일어나는 화를 자주 부정하는 삶을 살다 보니 만성 요통이 생겼던 것이다.

감정 지성

신체, 감정, 마음은 서로 하나의 팀으로 움직이며, 이들 사이엔 정보가 항시 오간다. 그리고 이들이 서로 합심하여 건강과 웰빙을 유지한다. 몇 년 전에 나는 신체, 감정, 마음이 서로 즉각적으로 그리고 단단히 이어져 있다는 사실을 경험한 적이 있다.

당시 나는 격렬한 댄스 테크닉을 배우고 있었다. 어느 날 집에서 낮게 쭈그린 자세로 빠르게 회전하다 신속히 일어나는 동작을 연습하고 있었는데, 연습 중에 전화가 와서 잠시 쉬면서 그 전화를 받았다. 중요한 전화인 것 같아서 5분 정도 통화를 하고 다시 돌아와 동작을 연습했다.

그런데 쭈그려 앉자 마자 왼쪽 무릎에서 쏘는 듯한 통증이 느껴졌다. 통증이 너무 심해 거의 기절할 지경이었다. 쭈그려 앉은 다음 천천히 일어나 보니 무릎이 굴곡된 특정 지점에서 날카로운 통증이 느껴졌다. 통증은 무릎 관절 안쪽에서 전해지는 것 같았다. 내 생각에는 전화를 받을 때 무릎 주변 근육의 열기가 식었던 것 같았다. 스포츠를 하고 춤을 추는 것을 오랜 시간 해왔는데도 난 단 한 번도 그렇게 갑작스런 통증 때문에 하던 것을 중단한 적이 없다. 그런데 이번엔 5분 정도 하던 동작을 멈추고 다리 근육을 신장시켜 워밍업시키는 운동을 해야만 했다. 그러고 나서 느리게 다시 쪼그린 자세를 취했는데도 통증은 없어지지 않았다. 이번엔 무릎 주변의 모든 근육을 몇 분 동안 마사지했다. 그런 다음 다시 쭈그리는 동작을 했는데도 무릎 통증은 이전과 똑같이 느껴졌다.

걱정이 된 나는 회전하고 뛰고 쭈그려 앉는 동작을 할 때 뭔가 무릎에 부상을 당한 건 아닌지 의심하였다. 하지만 무릎 기능은 통증이 생기기 이전과 별다른 차이가 없었다. 확실한 것은, 그런 통증을 무시한 채 연습을 계속할 수 없다는 점이었다.

나는 자리에 앉아서 무슨 일이 일어났는지 숙고해 보았다. 전화를 받는 동안 나는 매우 불안한 느낌을 받았었는데 스스로는 그 상황을 통제했다고 여겼었다. 하지만 앉아서 계속 생각해보니 통화를 하는 중에 뭔가 문제가 생겼다는 것을 알아챘다. 전화를 통해 나눴던 대화를 되새겨보니 확실히 특정시점에서 두려운 감정이 강하게 몸에 느껴졌던 게 확실하게 기억이 났다. 그것 외에는 별다른 일은 없었다. 전화를 끊고 나서는 나눴던 대화와 관련된 모든 것을 다 잊었다고 생각했다.

적어도 나는 그 사실을 잊었다고 '생각했다'. 하지만 통화 중 느꼈던 두렵고 불안했던 감정 때문에 감정 파동emotional wave이 방해를 받았던 것이 틀림없다. 그런데 대화 중에 내 마음은 감정을 차단하는 것을 좋은 일로 간주하고 두려운 감정을 억압했던 것이다. 그렇게 강한 감정을 몸이 자동적으로 억눌렀다는 사실을 깨닫고는 깜짝 놀랐다.

전화를 받는 중 발생한 감정 억압 때문에 무릎 통증이 발생했다는 사실을 알고 나서 나는 '연결 작업'을 시작했다. 우선 눈을 감고 그때의 두렵고 불안했던 감정에 정신을 집중했다. 단지 스스로 무의식 중에 덮어 놓았던 감정을 느끼게 '허용'했다. 그러면서 혼자 이렇게 말을 했다. "난 그 상황을 통제하지 못하게 될까 두려웠던 거다. 나는 두렵다. 하지만 계속 앞으로 나아갈 것이다."

두려움을 느낀다며, 앉아서 혼자 속으로 크게 반복적으로 중얼거리는 행동이 뭔가 우스꽝스러워 보일지 모른다. 하지만 안 좋은 감정이 일어났을 때 이를 부인하는 것이 훨씬 더 우스운 일이다. 자신이 느끼는 감정이 어떻다는 것을 반복해 말하는 것은 실제로 일어나는 그 감정을 감추려고 하는 습관을 깨뜨리는 치료제다. 이렇게 단순하게 중얼거리는 행동만으로도 현재 일어나는 감정을 새롭게 변화시킬 수 있다.

이런 자기치료 세션은 겨우 5분밖에 걸리지 않았다. 5분 후 일어나 다시 쪼그려 앉는 동작을 해보았는데 왼쪽 무릎 통증이 완전히 사라져 있었다. 그 자세에서 몇 번 몸을 회전해 봤는데도 아무런 통증이 느껴지지 않았다. 나는 다시 원래 하던 연습을 최고 속도로 한 시간 가량 진행했다. 무릎에서 더는 통증이 느껴지지 않았고, 나중에 재발하지도 않았다.

이 경험을 통해 나는 감정과 마음이 얼마나 밀접하게 연계되어 있는지 새로운 깨달음을 얻을 수 있었다. 인간의 감정은 일종의 힘이다. 따라서 어떤 면에서는 존중을 필요로 한다. 그런데 이를 완전히 무시하면, 힘을 지닌 감정은 다른 형태로 드러나게 된다. 감정은 생명 에너지의 일부다. 그러니 그런 감정을 제거하려 하면 스스로에게도 피해가 가며 건강 상태도 안 좋아진다.

감정을 제거하면 감정 에너지에 대한 접근도 차단된다. 그러면 이성적인 마음만이 주어진 상황에 대한 정보를 다루게 된다. 감정을 문제로 대하지 않으면, 앞으로 나아가는데 필요한 힘으로 활용할 수 있다. 예를 들어, 발표를 해야 하는데 걱정이 되면, 두려움에 잠기는 것보다 몸에서 전해지는 실제 감정 에너지를 느껴보라. 이런 감정 에너지가 차단되면 걱정이 된다. 하지만 차단되지 않으면 열정이 된다. 억압하거나 항거하는 대신 흐름대로 놓아두면, 감정 에너지는 '현존'의 동력원이 된다. 물론 이런 일들이 쉬워 보이지는 않지만 통증을 가지고 사는 것보다는 낫다.

'감정적 억압'을 기본 설정값으로 한 채 삶을 살아가는 사람들이 있다. 이성이 이들의 삶을 지배하고 있다고 볼 수 있다. 사실 감정을 무시하면 오히려 사업에서 성공하거나 원하는 목표를 더 잘 달성할 수도 있다. 감정이라는 것은 우리의 통제 범위 밖에 있으며 오히려 바쁜 스케줄을 훼방 놓는 존재인 것처럼 보인다. 반면, 이성적 사고는 예측 가능성을 높여주고 정신없이 바쁜 일상을 다루는데 도움을 준다. 하지만 감정을 억압하고 이성에 경도된 채 살아가면 몸이 건강해지지 않는다. 감정이 온전한 자아의 일부이기 때문이다.

우리는 이성이 감정보다 중요하다 여기는 사회에 살고 있다. 어떤 이들은 정신의 힘이 감정의 힘보다 더 가치있다고 말하기도 한다. 그들은 지능지수 Intelligence Quotient가 감정지수Emotional Quotient보다 더 중요하다고 말한다. 이는 두 말할 것도 없이 감정을 무시하는 태도이다. 하지만 감정은 이성 밑에 놓여 있다. 따라서 이 둘 모두가 균형을 이루지 못한다면 마치 한 다리에 더 많은 무게를 지탱한 채 서 있는 것과 같다.

통증 원인 정리: 카렌Karen

지금까지 우리는 근골격계 통증을 일으키는 구조적 손상 외에도 다양한 형태의 통증 원인이 있다는 것에 대해 이야기를 나눴다. 부상, DMP, 부정렬, 신체 활용 방식, 운동감각 기능장애, 또는 감정 문제가 반사적 근육 반응을 일으킬 수 있다. 물론 이러한 원인들이 중첩되어 문제를 일으키기도 한다. 따라서 근육통의 원인을 명확히 알아내게 되면 그 원인 때문에 발생하는 문제를 다루는 데 도움이 된다.

보통 하나의 통증이 발생하면 그 원인은 여러 가지일 수 있고, 이렇게 통증 원인이 중첩되어 있으면 문제를 해결하는 데도 많은 시간이 걸린다. 그래서 각각의 원인을 하나씩 제거해 나가야 문제를 더욱 개선시킬 수 있다. 그런데 앞에서 언급한 원인들이 중첩되어 문제를 일으키면 어떤 문제를 우선순위로 다루어야 하는지 혼란스러울 수도 있다.

카렌의 경우가 바로 심인성 통증이 근육 통증과 결합되어 문제를 일으킨 대표적인 사례이다. 그녀는 바이올리니스트였으며 연주를 어느 정도 하게 되면 왼손 엄지 손가락에 날카로운 통증을 느꼈다. 내가 살펴보니 그녀의 왼쪽 어깨 뒤쪽에 있는 서로 다른 두 종류의 근육에 압통점이 생겼고, 이로 인해 전형적인 운동감각 기능장애가 발생해 있었다. 수기요법을 해주니 그녀는 자신의 어깨 근육에 습관적인 긴장이 있다는 사실을 감지하게 되었고, 가르쳐준 근육재훈련 운동을 통해 해당 근육도 이완할 수 있게 되었다. 카렌은 집에서도 배운 동작을 계속 반복하며 어깨 근육 긴장을 완전히 통제하게 되었다.

그렇게 일 주일이 지난 후, 카렌은 전화로 자신의 엄지 손가락 통증이 모두 사라졌다고 전해왔다. 그녀는 이제 바이올린을 연주할 때 어깨를 활용하고 이완하는 방식을 인지할 수 있게 되었으며, 내가 느끼기에도 문제가 쉽게 해결된 것처럼 보였다.

그런데 그녀는 두 달이 지나서 엄지 손가락 통증이 재발했다며 나를 다시 찾아왔으며, 다가오는 공연 준비를 위해 연습을 강하게 하다 통증이 생겼다고 호소했다. 그녀는 나에게 배운 동작을 계속 하고 있었으며 연주를 하는 중에도 어깨를 이완하려고 의식을 집중했다는 말을 했다. 나는 지난 번에 문제가 되었던 근육들을 다시 검사해보았다. 하지만 이전과 같은 긴장은 느껴지지 않았다. 또한 그녀도 자신의 근육 긴장을 쉽게 이완할 수 있었다. 근육재훈련 운동도 하고 이완도 잘 하는데 왜 통증이 계속 느껴지는지 의아했는데, 그녀가 내게 매우 흥미로운 말을 해주었다. 어느 날 그녀가 아침 잠에서 깨어나보니 전날 바이올린 연주를 하지 않았는데도 엄지에 통증이 느껴졌다는 말을 했다. 대신 그녀는 중간 고사 시험 준비를 하며 2시간 동안 공부를 했는데, 바이올린 연습을 쉬었는데도 불구하고 통증이 생겨서 이상하다는 생각을 했었다고 설명했다.

나는 그녀에게 공부할 때 압박이 있었냐고 물었다. 그녀는 이번 학기엔 2개의 추가 과목을 이수해야 하는데 진도를 따라가기가 정말 어려워서 공부하는 내내 걱정하는 마음이 들었다고 대답했다. 카렌은 완벽주의자라서 최선의 결과를 내려고 자신을 엄청나게 쪼는 성격이라는 말도 해주었다.

이쯤 되자 나는 그녀의 왼손 엄지 손가락 통증과 연주할 때 생기는 습관적 긴장 사이의 연결성을 이해하게 되었다. 또, 그녀의 문제에 근골격계 원인만 있는 것이 아니라 감정으로 인한 스트레스를 다루는 방식도 관여한다는 사실도 파악했다. 카렌은 1주일 후 다시 나를 찾아와서는 지난 번 세션 이후 엄지 손가락 통증이 완전히 사라졌다는 말을 하고 돌아가서 다시 찾아오지 않았다.

닭과 달걀

다양한 상황에서 닭이 먼저인지, 달걀이 먼저인지 명확히 판별하기는 쉽지 않다. 도대체 감정적 기능장애가 통증과 근긴장을 만드는 걸까? 아니면 근긴장, 감각운동 기능장애, 통증이 감정적 기능장애의 원인일까? 이 두 질문의 답은 모두, 'yes'이다.

몸, 마음, 감정이 서로 분리될 수 없다는 말을 했던 것을 기억하는가? 이들은 모두 온전한 자신의 독립된 부분이다. 몸, 마음, 감정은 각각 다른 기능을 하지만 이들 사이엔 경계선이 없다. 예전에 교정 운동 클래스를 진행했을 때가 생각난다. 내가 가르쳤던 학생들이 근육재훈련 동작들과 자신들이 배운 교정 테크닉을 결합시켜 방에서 여기 저기 돌아다니고 있었다. 그 중 한 학생이 이전보다 자신의 키가 커지고 편안한 느낌이 난다며, "이렇게 움직일 수 있다면 우울한 느낌이 나는 것은 불가능하죠"라는 표현을 했다. 이는 단지 그녀의 바람을 표현한 것이 아니다. 운동감각 인지가 높아지고, 정렬이 바르게 되고, 몸이 이완되어 쉽게 움직이게 되면 당연히 나타나는 실제 감정이다.

몸에서 느껴지는 통증은 전적으로 '신체적'이거나, 전적으로 '감정적'일 수 없다. 몸, 마음, 감정이 서로 상호연계되어 있다는 단순한 사실 때문에 그렇다. 신체에 부상을 당한 사람은 부지불식간에 정신적, 감정적 충격을 받게 된다. 뇌는 몸에서 일어나는 모든 사건을 의식 레벨 또는 무의식 레벨에서 파악하고 몸 전체 기능에 영향을 미친다. 몸, 마음, 감정 사이에 정보가 끊임없이 공유되기 때문이다.

어떤 사람은 운동감각 인지가 높아지고 몸이 이완되어 통증 문제가 해결될 수 있다. 어떤 사람은 긴장을 일으켰던 비기능적 움직임 패턴이 개선되어 문제가 사라진다. 또 어떤 사람은 신체 정렬을 교정하는 게 문제 해결의 열쇠일 수 있다. 하지만 어떤 사람에게는 감정을 알아채는 것으로 문제가 해결되기도 한다. 이 모든 중첩된 원인이 없어져야 문제가 제거되는 사람도 많다. 각각의 원인은 서로 관련을 맺고 있다. 따라서 자신의 통증 문제를 풀어내기 위해서는 이 모든 문제의 원인을 살펴봐야 한다.

인지 탐험 6.

등을 바닥에 대고 무릎은 굽혀서 발바닥은 바닥에 평평하게 댄다. 양발로 바닥에 자국을 찍듯 천천히 누른다. 이때 골반이 뒤로 회전하며 꼬리뼈가 바닥에서 떨어지는 것을 감지하라. 발로 바닥을 누르면 꼬리뼈가 약 5cm 정도 바닥에서 들린다. 그런 다음 누르는 힘을 빼면 꼬리뼈는 원래대로 천천히 되돌아 온다. 이때 중요한 점은 오직 다리만 활용해 동작을 하는 것이다. 허리나 복부 근육은 전혀 활용되지 않는다. 천골과 요추 최하단 사이에 경첩이 있어서 꼬리뼈가 이 경첩을 중심으로 움직인다고 상상하라(그림 5-2 참조).

골반이 뒤로 회전할 때, 허리와 골반이 한 덩어리처럼 붙어서 허리가 바닥에서 들리는가? 그렇다면 허리 근육이 긴장된 것이다. 이런 경우 동작을 느리게 계속 반복하라. 꼬리뼈가 움직일 때 허리는 바닥에 침잠된 상태를 유지해야 한다.

골반이 뒤로 회전할 때, 복근을 동원하여 허리를 바닥에 붙이는 사람이 있다. 이런 일이 자연스럽게 일어날 수도 있지만 의도적으로 그렇게 해서는 안 된다. 복근을 쓰지 않고도 허리를 편안히 내버려두는 방법을 깨닫는 것이 이 탐험의 핵심이다. 허리로 바닥을 누르지 말고 중력에 의해 허리가 바닥에 안착되게 하라.

복근이 관여하지 않는데 골반이 뒤로 돌아갈 수 있을까? 발로 바닥을 누를 때 허벅지에 어떤 일이 일어나는지 관찰해보라. 발로 바닥을 압박하는 동안 허벅지와 무릎이 고관절에서부터 멀어지도록 의도적으로 방향 설정을 하라. 고관절에서 다리가 멀어지도록 하는 이 작은 움직임에 의해 골반이 들린다. 골반이 다리에 붙어있기 때문이다.

느리고 천천히 여러 번 반복하다 보면 이 모든 것을 한꺼번에 할 수 있게 될 것이다. 다리를 활용하면서도 동시에 허리를 이완하는 방법을 익혀야 한다.

이제 자리에서 일어난다. 바닥에 누워 있을 때의 허리 느낌을 기억하라. 서 있는 자세에서도 누워 있을 때처럼 허리를 이완시킬 수 있는가? 잘 되지 않으면 다시 누워서 몇 번 더 앞의 탐험을 반복하라. 포기하지 말고 계속 하라. 바닥에 누워서 하는 동작에 익숙해져야 허리에 불필요한 긴장 없이 서거나 걸을 수 있다.

PART TWO

근육재훈련 운동

7

운동의 기반

분노는 이해를 대신할 수 없다.

- 윌리암스H. H. Williams

이 책의 나머지 장에는 근육을 재훈련할 수 있도록 고안된 동작들이 소개되어 있다. 동작을 할 때 근육이 활용되는 느낌, 움직일 때의 느낌, 그리고 긴장되고 이완될 때의 느낌에 의식을 집중하라. 근육재훈련 운동을 하는 동안 운동감각 인지 능력이 활용되면 될수록 더 좋은 결과가 나온다. 어떤 동작은 운동감각적으로 연관된 준비 동작이 필요하다. 그런 경우 먼저 익혀야 할 동작을 하고 나서 다음 동작을 탐험한다.

8장에는 몸 전체를 이완시키고 정렬을 좋게 할 수 있는 기본 동작들이 소개되어 있다. 이를 통해 요추가 적절한 커브를 갖추게 되면, 앉고, 서고, 움직일 때 허리 만곡을 지지할 수 있는 허리 부위 근육이 살아난다. 요추 만곡에 제대로 된 지지력이 제공되지 못하면 몸의 다른 부위가 긴장되거나 유연성이 떨어지면서 이를 보상하게 된다. 요추는 신체 중심, 또는 코어 근육에 의해 지지를 받아야 한다. 8장의 운동을 통해 요추 만곡이 지지력을 받을 수 있는 수준까지 근육 톤과 인지가 높아질 것이다.

9장에서 13장까지는 몸의 특정 부위의 움직임을 다루고 있다. 따라서 한 부위에 통증이 생기면 그 부위와 연관된 동작을 찾을 수 있다. 하지만 통증이 어디에서 시작되든 8장에 나온 동작을 먼저 연습하라. 몸의 다른 어떤 부위의 문제에 접근하더라도 도움이 되기 때문이다. 해당 동작들은 신체 중심을 다루기 때문에 요통이 있는 사람들에게 특히 필수적이다. 따라서 우선 8장에 나온 동작을 모두 쉽게 하게 되면 통증 문제와 직접적인 연관성이 있는 다른 장의 동작들을 익히도록 하라. 하지만 그 동작들이 쉽게 되지 않으면, 익숙해질 때까지 매일 연습할 필요가 있다.

8장에 소개된 동작을 먼저 해야하는 다른 중요한 이유는, 이들이 '허리를 신장시키는' 운동감각을 높여주기 때문이다. 다음 장 동작 설명 부분에서 나는 종종, '허리를 신장하세요'라는 말을 할 것이다. 8장의 기본 동작들을 제대로 습득하지 못하면 이 말이 무슨 뜻인지 알 수 없을 것이다.

길다란 아치 만들기

8장의 운동은 신체 중심 또는 허리가 지지력을 받는 느낌을 찾을 수 있도록 고안되어 있다. 여기서 허리는 흉곽과 골반 사이 영역을 가리킨다. 요추는 허리 뒤쪽에 있으면 허리의 주된 구조적 지지대이다. 요추는 뒤에서 봤을 때 자연스러운 오목 만곡을 이루어야 한다(5장 참조).

이상적인 요추는 가능한 매끄러운 만곡을 이루면서도 길어야 한다. 겉으로 보기엔 모순처럼 보이지만, 이렇게 이상적인 요추가 갖추어져야 허리는 주변 근육의 지지력을 제대로 받는다. 요추 만곡이 지나치게 완만해지면 결국 일자형 요추가 되고, 요추 만곡이 지나치게 커지면 허리는 짧아진다. 따라서 요추가 가능한 길면서도 점진적인 만곡을 이루고 있어야 이상적이다.

요추가 긴 아치를 이루고 있으면 허리도 가능한 길어진다. 이런 이상적인 허리가 되려면 우선 근육 차원에서 몇 가지 선결조건이 필요하다.

먼저, 요추 만곡에 관여하는 요근이 제대로 기능해야 한다. 두 번째로, 복횡근과 복사근이 충분한 톤을 확보하고 있어야 몸 앞쪽에서는 요추를 지지하고, 골반에서 늑골을 멀어지게 할 수 있다. 세 번째로, 골반 뒤쪽과 척추를 잇는 척추기립근이 충분히 이완되어야 골반이 요추 끝에서 '대롱대롱 매달린' 상태가 될 수 있다.

많은 사람들이 붕괴형 자세collapsed posture를 지니고 있다. 이런 자세에서 요추는 일자가 되거나 압박받아 과도한 전만 상태가 된다(5장 참조). 이런

자세에서는 몸 전체에 문제가 발생할 수 있다. 붕괴된 자세를 지닌 사람이
라면 8장의 운동을 통해 허리를 신장시키는 것이 필수다. 요추 만곡이 심하
게 커진 사람도 8장의 운동을 통해 허리 근육을 이완하고 신장시킬 수 있다.

　습관적인 자세와 허리 근육 활용 상태에 따라 8장의 동작들 중에서도 자
신에게 더 맞는 것이 있다. 동작 설명을 주의 깊게 따르면서 천천히 움직여
라. 동작이 쉬워지면 제대로 동작을 하고 있다고 볼 수 있다. 여기서 제시한
운동의 목적은 해당 동작이 쉽게 이루어져 하루 종일 자기 몸의 근육들과
척추를 자동적으로 건강하게 활용하는 것이다.

모든 동작을 느리게,
인지가 가득한 상태에서 하라.

동작을 느리게 할수록 효과는 높아진다. 느리게 움직이면 자신이 하는 동작
에 더 집중을 많이 할 수 있다. 그러면 근육을 더 깊게 활용할 수 있는 길이
열린다. 만약 자신이 다른 운동을 매우 빨리 하는 사람이라면 틈나는 대로
느리게 해야 한다는 사실을 상기시켜라. 나는 사람들에게 가능한 많은 동작
을 10분 안에 하려하지 말고, 두세 가지 동작을 느리고 주의 깊게 10분 안에
하는 것이 더 낫다고 충고한다. 더 많이 하는 것이 더 나은 것은 아니다. 양
보다 질이 중요하다.

통증이 유발되지 않도록 주의하라.

이 책에서 소개한 모든 동작들은 통증을 유발시키는 것과 아무런 상관이 없
다. 동작을 하다 통증이 느껴지면 충분히 이완하지 않았거나 운동의 목적을
제대로 이해하지 못한 것이다. 통증은 동작을 빨리 하거나 지나치게 힘들
게 하고 있다는 지표이다. 또는 아직 그 동작을 할 준비가 안 됐다는 방증이
기도 하다. 어떤 동작을 하더라도 통증이 느껴지면 몸을 관조하며 인내심을
가지고 천천히 힘을 빼라. 통증이 이미 존재하고 있다면 먼저 통증이 일어

나는 부위 주변을 이완하고 느리고 천천히 동작을 하라. 그래도 통증 이완이 일어나지 않으면 동작의 형태를 수정하거나 통증이 안 나는 다른 동작을 하는 것이 낫다.

몇 년간 나는 근육재훈련과 교정 동작에 운동exercise이라는 용어를 쓰는 것을 꺼렸었다. 많은 이들이, '운동' 하면 통증을 참아가며 강하게 근육을 자극하는 동작을 연상하기 때문이다. 내가 제시하는 움직임 학습엔 이러한 강압적 개념이 조금도 적용되지 않는다. 하지만 이보다 더 나은 단어가 없기 때문에 어쩔 수 없이 운동이라는 단어를 사용하도록 하겠다. 여러분은 내가 운동이라는 단어를 쓰면 기존의 강압적인 개념의 운동과는 다른, '부드럽고 인지 가득한 운동'임을 떠올려 주기 바란다.

8

요통, *Part I*

운동 1. 요추 커브 & 플래튼

준비

인지 탐험1.

목적

허리를 평상시보다 더욱 굴곡, 신전하는 동작을 통해 허리 근육의 톤을 높인다.

자세

- 등을 바닥에 대고 무릎을 굽힌 상태에서 발바닥을 바닥에 평평하게 댄다. 발과 다리는 서로 평행해야 한다. 양 손은 머리 뒤에 놓는다.
- 복부 근육을 활용해 허리로 바닥을 누른다. 요추가 평평해지고 꼬리뼈가 바닥에서 살짝 들릴 것이다. 동시에 양 손으로 머리와 상부 흉곽을 들어올리며 복근을 수축한다. 이때 팔꿈치는 위를 향하며 어깨는 바닥

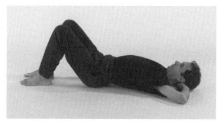

그림 8-1

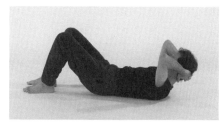

그림 8-2

에서 떨어뜨린다.

- 이번엔 반대로 복부 근육을 이완하면서 허리 근육을 수축한다. 허리의 만곡을 크게 하면서 동시에 꼬리뼈로 바닥을 누른다. 천천히 머리를 바닥에 대고 팔은 완전히 이완한다.
- 요추의 척추기립근을 수축해 요추에 만곡(커브)을 만들고, 복직근을 활용해 바닥을 누르는(플래튼) 동작을 천천히 반복한다. 플래튼Flatten 동작에서는 숨을 내쉬고, 커브curve 동작에서는 숨을 들이쉬며 허리 만곡을 증가시킨다.
- 전체 동작을 천천히 15회 반복한다.

감지

복부 근육과 요추의 척추기립근이 어떻게 파트너처럼 작용하는지 느껴보라. 복직근이 활용되며 수축하면 요추 뒤쪽의 척추기립근은 이완된다. 반대도 마찬가지다.

상상

골반이 하나의 공이라고 상상하라. 골반 공이 발 쪽으로 굴러 내려갔다 머리 쪽으로 굴러 올라온다고 상상한다.

운동 2. 다리를 활용한 골반 회전

준비

인지 탐험 6.

목적

골반은 요추와 상관없이 작은 움직임이 일어나야 한다. 허리 근육은 골반과 분리되어야 하고, 골반은 다리 근육과 분리되어야 한다. 이 운동은 인지 탐험 6에서 배웠던 것과 똑같다.

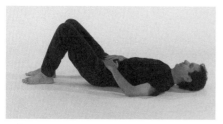

그림 8-3

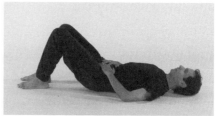

그림 8-4

자세

- 등을 바닥에 대고 무릎을 굽힌 상태에서 발바닥을 바닥에 평평하게 댄다. 양쪽 다리는 서로 평행해야 한다. 양 팔은 바닥에 놓고 양 손은 복부에 댄다.
- 천천히 양 발로 바닥을 누른다. 마치 발로 바닥에 족적을 남긴다는 느낌으로 시행한다. 양쪽 허벅지가 무릎 쪽으로 미세하게 움직이게 한다. 이때 고관절 소켓에서 허벅지가 끌려 나간다는 느낌으로 동작한다. 다리를 활용해 이렇게 골반을 후방으로 회전시키면 꼬리뼈가 바닥에서 5cm 정도 뜬다. 이때 복부 근육은 완벽히 이완되어야 한다. 복근을 활용해 골반을 후방 회전시켜서는 안 된다. 골반이 회전하더라도 허리는 이완된 상태로 바닥에 그대로 안착되어 있어야 한다. 이 동작은 오직 다리 근육만을 활용해 이루어진다. 동작을 하는데 요추가 바닥에서 들린다면, 1) 요추 뒤쪽의 척추기립근이 제대로 이완되어 있지 않거나, 2) 골반을 너무 높게 들어올린 경우이다.
- 어떤 사람에겐 이 동작이 매우 쉬워서 별다른 연습을 하지 않아도 잘 된다. 하지만 어떤 사람에겐 이 동작이 어렵거나 거의 불가능해 보이기도 한다. 이 경우 동작이 자동적으로 이루어질 수 있을 때까지 매일 작고, 섬세하게 반복한다.
- 아주 느리게 20회 정도 반복한다.

감지

허리가 바닥에 안착되어 있는지 느껴보라. 복근을 활용해 누르기 때문에 바닥에 안착되는 것이 아니라, 단순히 이완되도록 '허용' 했기 때문에 허리가 바닥에 편안하게 안착된다.

상상
골반과 요추 5번 사이에 경첩이 있다고 상상하라. 골반 쪽의 경첩 반절이 움직일 때 요추 쪽의 경첩 반절은 움직이지 않는다. 무릎은 가로 막대 위에 얹혀져 있다고 상상하라. 발바닥으로 바닥을 누를 때 막대가 사선 위쪽 허벅지가 향하는 방향으로 당겨지며 고관절 반대 쪽으로 멀어진다.

주의
이 동작을 명확하게 하게 되면 서 있는 동안에도 누워서 동작을 했을 때와 마찬가지로 허리에 이완된 느낌이 든다.

운동 3. 복부 끌어당기기

준비
인지 탐험 2, 3

목적
복근을 활용해 요추 앞쪽을 지지할 수 있도록 하는 간단한 동작이다.

자세
  • 등을 바닥에 대고 무릎을 굽힌 상태에서 발바닥을 바닥에 평평하게 댄

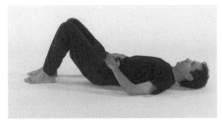

그림 8-5

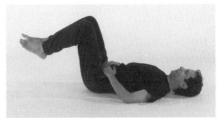

그림 8-6

다. 양팔은 바닥에 놓고 양손은 복부에 댄다.
- 숨을 내쉬면서 양발을 바닥에서 약 13cm 정도 들어올린다. 이때 무릎은 굽힌 상태를 유지한다. 숨을 들이쉰다. 그 다음 숨을 내쉬면서 천천히 발을 바닥으로 가져가 원래 자세를 취한다. 다리를 들었다 내리는 동안 골반은 가만히 있어야 하고 허리는 바닥을 누른 상태를 유지하고 있어야 한다. 비록 복근을 활용해 동작을 했지만 실제 치골과 가슴 사이의 거리가 짧아진 것은 아니다. 발이 바닥에 닿으면 복근은 완전히 이완된다.
- 가능한 천천히 여러 번 반복하며, 점차 15회 정도까지 할 수 있을 정도로 훈련한다.

감지
복근을 활용하는 동안 골반과 요추가 어떻게 안정화되는지 감지하라.

상상
다리를 들었다 내리는 동안 요추가 바닥에 고정되어 있다고 상상하라.

주의
이 운동뿐만 아니라 허리를 바닥에 안착시킨 상태에서 하는 동작이 몇 개 더 있다. 이런 동작의 목적은 요추 만곡을 없애는 것이 아니다. 이 동작에서도 이런 현상은 일어나지 않는다. 플래튼 동작을 하는 이유는 복부 근육이 요추 뒤쪽 근육에 어떤 영향을 미치는지 감지하는 데 있다.

운동 4. 요근 이완과 신장

준비
인지 탐험 1, 2, 3, 6.

목적
이 운동의 목적은 요근을 이완시킴과 동시에 신장시키는데 있다(요근에 대

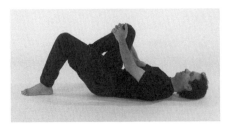

그림 8-7

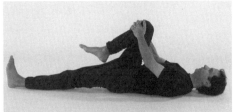

그림 8-8

해 자세히 알고 싶으면 5장 설명을 참조하라).

자세

- 등을 바닥에 대고 무릎을 굽힌 상태에서 발바닥을 바닥에 평평하게 댄다.
- 오른 무릎을 들어 가슴으로 가져간 후 양 손으로 오른 다리를 잡는다. 동작을 하는 동안에 골반은 바닥에서 똑같은 자세를 유지해야 한다.
- 다음으로, 천천히 왼다리를 바닥을 따라 편다. 이때에도 골반은 원래 자세를 그대로 유지해야 한다. 보통 왼다리를 펴는 동안 허리가 바닥에 들리는 경향이 있다. 동작을 하는 동안 척추기립근은 계속 이완되면서 허리와 골반은 같은 위치를 유지해야 한다. 다리를 펴는 중에 골반이 돌아간다면 허리가 바닥에서 들리는 그 지점에서 멈춘다.
- 폈던 다리를 천천히 되돌린다. 이때 무릎을 굽히면서 뒤꿈치가 바닥에서 미끄러지게 한다. 처음 자세로 되돌아온다.
- 같은 동작을 10회 반복한 다음 다리를 바꿔서 반복한다.

감지

무릎 주변 근육이 아니라, 허벅지 최상단의 요근에 의해 다리 움직임이 통제되는 느낌을 감지하라.

상상

다리를 앞뒤로 천천히 움직이며 허리가 신장될 때 복부는 허리 쪽으로 잠겨

든다고 상상하라.

운동 5. 허리 신장: 벽에서 미끄러지기

준비
인지 탐험 1, 2, 3, 6

목적
이 운동을 통해 복부 근육이 허리를 수직으로 신장시키는 생생한 느낌을 감지하게 될 것이다. 허리가 길수록 요추에 받는 압력은 줄어든다.

자세
- 다리를 펴고 서서 등을 벽에 기댄다. 양 발은 서로 평행으로 어깨 넓이 정도로 벌린다. 발뒤꿈치는 벽에서 약 30~40㎝ 정도 떨어진 곳에 위치

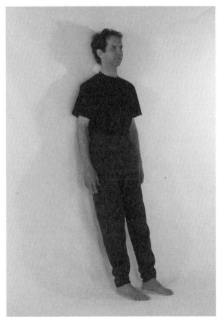

그림 8-9

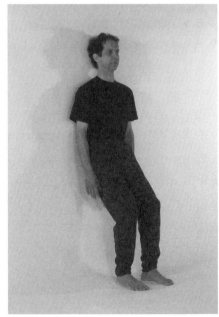

그림 8-10

시킨다. 몸을 이완하며 벽이 몸을 받쳐주게 한다. 시선은 정면을 바라보고 머리는 바르게 한 다음 뒤통수는 벽에 닿게 한다. 머리가 벽에 편하게 닿지 않는 사람은 접은 수건을 뒷머리와 벽 사이에 놓는다.

- 먼저, 무릎을 굽히면서 벽에서 약 15cm 정도 미끄러져 내려온다. 무릎을 굽힌 자세에서 복근으로 요추를 벽 쪽으로 민다. 그러면 허리와 벽 사이엔 아주 작은 공간만 존재한다. 엉덩이 근육은 전혀 활용되지 않는다. 이때 치골과 가슴 사이 거리는 짧아지게 하지 말라. 만일 척추로 벽을 누르는 동안 가슴이 앞쪽 아래로 당겨지면 복직근을 과도하게 써서 복부를 단축시키고 있다는 방증이다.
- 이제 천천히 무릎을 펴면서 등을 벽에서 위로 미끄러뜨린다. 동작을 하는 동안에도 가능한 복근을 활용하고 허리로는 벽을 누른다. 원래 자세로 돌아가면 척추 근육이 긴장되지 않은 상태에서 허리가 신장된 느낌을 감지하게 될 것이다.

감지
복근이 하는 두 가지 동작을 구별하라. 하나는 하부 복직근이 요추를 벽으로 누르는 동작이고, 다른 하나는 상부 복직근이 늑골을 들어올리는 동작이다. 이를 통해 허리가 더 길어진다. 요추 뒤쪽의 척추기립근이 활용되지 않아도 이러한 동작을 할 수 있다.

상상
무릎을 굽힌 자세로 있을 때, 물이 가득 찬 바구니의 물이 흘러 넘치지 않는 느낌으로 골반의 수평을 유지하라. 벽을 타고 몸이 위로 올라갈 때도 바구니의 수평이 유지되어 물이 앞쪽으로 흘러 넘치지 않는다고 상상하라.

주의
이 운동에서는 서 있을 때 복직근이 어떻게 작용하는지 알기 위해 좀 더 과장된 형태로 동작을 시행한다. 하루 종일 복부를 강하게 잡아 당겨 긴장한 채 살아서는 안된다. 이 동작을 할 때 활용되는 복부 근육의 기능이 떨어져 자세가 붕괴되는 사람이 많이 있다. 선 자세에서 건강한 복근은 자동적으로 제 역할을 한다. 이런 경지에 이를 때까지 과장된 동작으로 연습하라. 점차 벽에 기대지 않고 서 있어도 허리가 길어진 느낌이 날 것이다. 척추가 이완되고 복부 근육이 깨어나면 편하게 서 있는 자세에서도 복근은 자동적으로 건강하게 제 역할을 하게 된다. 이 동작을 할 때 숨 쉬기가 어렵다면, 척추 근육이 매우 긴장되어 늑골 측면과 뒤쪽이 호흡을 하는 중에 잘 움직이지 않아서 그런 것이다. 이런 경우 복직근을 좀 더 적게 활용하고 동작을 느리게 하면서 척추기립근을 이완하는데 의식을 집중하도록 한다.

9

요통, *Part II*

운동 6. 누워서 벽에 엉덩이 대고 고관절 굽히기

준비
인지 탐험 1

목적
이 자세는 다리 뒤쪽과 엉덩이 근육을 신장시키는데 유용하며, 요추의 자연스런 만곡을 회복시키는데도 도움이 된다. 양다리와 골반을 엉덩이와 허벅지 뒤쪽 근육들에 의해 이어져있다. 그런데 이들이 만성적으로 긴장되어 있으면 요추 만곡이 줄어들고 디스크를 압박할 수 있다.

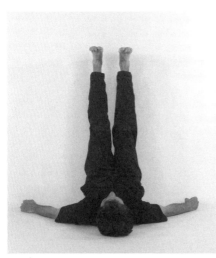 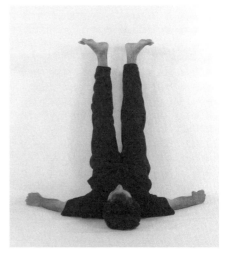

그림 9-1   그림 9-2

자세, Part 1

- 등을 바닥에 대고 눕는다. 양손은 옆에 벌려 놓고 고관절을 굽혀 양다리를 벽에 댄다. 양발 사이는 어깨 넓이 정도로 벌려 서로 수평이 되게 한다. 무릎은 펴서 골반 바닥이 최대한 벽에 닿도록 자세를 잡는다.
- 허리는 바닥에 잠길 수 있도록 한다. 골반의 바닥인 좌골을 벽에 닿게 하기 어려운 사람은 무릎을 펼 수 있는 범위 내에서 최대한 벽에 가까운 위치에 눕는다. 시간이 지나 다리 근육이 이완되면 벽에 좀 더 가까이 다가간다.
- 이 동작을 하고 있는 동안 간헐적으로 발목을 굽혔다 이완한다.
- 3분 정도 해당 자세를 그대로 유지한다.

자세, Part 2

- 등을 바닥에 대고 눕는다. 양손은 옆에 벌려 놓고 고관절을 굽혀 양다리를 벽에 댄다. 양발 사이는 어깨 넓이 정도로 벌려 서로 수평이 되게 한다. 무릎은 펴서 골반의 바닥인 좌골이 최대한 벽에 닿도록 자세를 잡는다.
- 엉덩이 근육을 활용해 양다리와 발을 바깥쪽으로 회전한다. 이때 양쪽 뒤꿈치는 최대한 가까이 위치한다. 5초간 그 자세를 유지한 다음 원래 자세로 돌아온다.
- 천천히 20회 반복한다.

감지

좌골에서 뒤꿈치까지 다리 뒤쪽 근육 전체가 신장되는 느낌을 감지하라. Part 2에서는 허벅지 근육이 아니라 엉덩이 근육을 통해 다리 회전이 일어나는지 감지한다.

상상

하복부 위쪽에 샌드백이 놓여있어서 허리를 바닥에 단단하게 누르고 있다고 상상하라.

운동 7. 측면 이완

준비

인지 탐험 4, 5

목적

이 운동을 통해 허리 측면이 신장된다. 허리 측면이 신장되면 어깨, 고관절 뿐만 아니라 요추에도 좋은 영향이 간다.

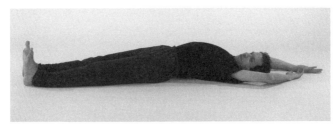

그림 9-3

자세

- 등을 바닥에 대고 누운 자세에서 다리는 쭉 펴고 팔은 어깨 위쪽 바닥에 놓는다.
- 오른쪽 허리를 신장시키면서 동작을 시작한다. 이와 동시에 오른손과 오른다리도 동시에 신장시켜 손, 허리, 다리가 일직선이 되게 한 후 이완한다.
- 이젠, 왼쪽 허리를 신장시키면서 왼손과 왼다리를 상하로 뻗어 팔, 허리, 다리가 일직선이 되게 한다. 신장한 다음 이완한다.
- 한쪽을 뻗은 다음 반대쪽을 뻗는 동작을 번갈아 가며 천천히 시행한다. 이때 목은 완전히 이완되도록 한다. 그러면 팔과 다리를 뻗을 때 머리가 한쪽에서 반대쪽으로 굴러간다. 요추에 아치가 커져 바닥에서 떨어지지 않도록 한다. 측면 근육만 활용하고 요추의 척추기립근은 활용되지 않는다.

• 좌우로 각각 6번 반복한다.

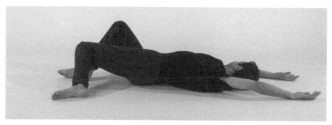

그림 9-4

대체 자세

• 등을 바닥에 대고 무릎을 굽힌 상태에서 발바닥을 바닥에 평평하게 댄다. 양발은 적어도 30cm 정도 거리를 유지하고, 팔은 어깨 위쪽 바닥에 안착시킨다.

• 왼무릎을 오른쪽 다리 방향으로 떨어뜨려라. 그러면 왼발이 안쪽으로 굴러간다. 왼무릎이 편안한 범위 안에서 최대한 바닥과 가까워지도록 하라. 왼무릎이 바닥으로 떨어지는 동작을 하지만 여기서 중요한 것은 왼무릎의 움직임이다. 이 동작을 할 때 왼쪽 허리 측면 근육이 신장되며 왼쪽 골반이 왼다리 방향으로 당겨진다. 동시에 왼손은 바닥에서 왼무릎과 일직선을 이루도록 편다. 그러면 무릎에서 손까지 왼쪽 측면 전체가 신장된다. 동작을 하는 중에 요추 기립근은 이완시킨다. 목도 이완시키면 약간의 회전이 일어난다.

• 원래 자세로 돌아온 다음 반대쪽 다리, 골반, 허리, 팔로 같은 동작을 시행한다.

• 좌우 번갈아 가며 느리게 6번 반복한다.

감지

몸통의 측면이 신장될 때 팔과 다리의 느낌을 감지하라. 또한 한쪽 측면이 짧아지면서 반대쪽 측면이 신장되는 느낌도 감지하라. 이러한 좌우 협응 동작이 잘 되면 사지를 뻗는데 거의 힘이 들지 않는다.

상상

허리 한쪽이 수축하거나 신장될 때 반대쪽엔 만곡이 생긴다고 상상하라.

운동 8. 중심 회전

준비

인지 탐험 1, 4, 5

목적

이 동작을 통해 요추의 척추기립근이 이완되며 허리 회전에 대한 운동감각
이 회복된다. 앞에서 배웠던 인지 탐험 5번과 같은 동작이다.

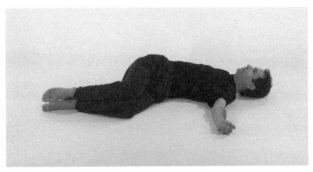

그림 9-5

자세, *Part 1: 하체*

- 등을 바닥에 대고 무릎을 굽힌 상태에서 발바닥을 바닥에 평평하게 댄
  다. 이때 양발은 서로 붙인다. 양손은 바닥에 놓는다.
- 양무릎을 왼쪽으로 떨어뜨려 골반을 왼쪽으로 회전시킨다.
- 이때 복사근을 활용해 천천히 골반과 다리를 굴리면 다리에서 몸 중심

을 지나 오른쪽 위까지 이어진다. 양무릎이 왼쪽 바닥에 닿을 때까지 회전한 후, 반대로 회전시킨다. 이때도 복사근을 활용에 다리와 골반을 굴린 후 양무릎이 오른쪽 바닥에 닿게 한다.

- 좌우로 천천히 번갈아 가며 동작을 반복한다. 이 동작을 할 때 척추기립근은 관여하지 않는다. 움직임은 다리 근육이 아닌 복사근에서부터 구동된다. 골반이 먼저 움직이고 다리가 따라가도록 동작을 하라는 뜻이다. 다리가 한쪽에서 반대쪽으로 움직일 때 다리 근육은 가능한 최소로 활용되어야 한다.
- 양쪽으로 각각 6회씩 반복한다.

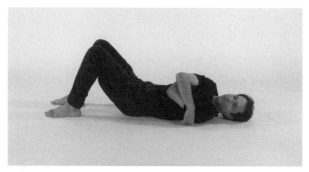

그림 9-6

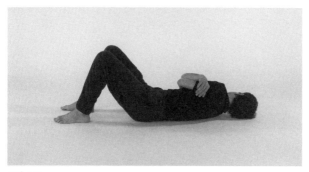

그림 9-7

자세 Part 2: 상체

- 등을 바닥에 대고 무릎을 굽힌 상태에서 발바닥을 바닥에 평평하게 댄다. 양다리 사이는 어깨 넓이 정도로 벌린다. 양 손은 교차해 가슴에 놓고 손은 흉곽 좌우 측면에 편하게 늘어뜨린다.
- 흉곽을 왼쪽으로 느리게 돌려서 가능한 멀리 가져간다. 이 동작의 목적도 Part1과 마찬가지로, 복사근을 선택적으로 활용하는 법을 익히는 것이다. 하지만 이번에는 흉곽을 회전시키는 것이 다르다.
- 가슴을 오른쪽으로 회전시킨다. 같은 동작을 좌우로 반복한다.
- 흉곽을 바닥에서 굴리는 동안 허리는 바닥에서 뜨면 안 된다. 그리고 머리는 지면에 계속 붙어 있어야 한다. 골반도 움직이지 말고, 요추는 바닥에 뿌리를 내리듯 움직이지 않는다. 척추 주변 근육도 관여하지 않는다. 어깨, 팔, 먹은 완전히 이완하고 오직 허리의 움직임에 의해 동작이 일어난다. 흉곽이 좌우로 돌아가는 동안 머리도 좌우로 약간 회전한다. 하지만 목 주변 근육에 의해 머리가 돌아가는 것은 아니고 척추가 회전하는 힘에 의해 당겨서 돌아가도록 내버려 둔다.
- 좌우로 6번 느리게 반복한다.

감지
신체 중심이 구동하여 골반과 상체 움직임을 통제하는 방식을 감지하라.

상상
오직 복부 근육만으로 움직임이 일어나는 인형을 상상하라.

운동 9. 양 다리 미끄러뜨리기와 들기

준비
인지 탐험 1, 2, 3

목적

이 운동은 요근을 계발시켜 허리를 안정화시키는 것이 목적이다. 이를 위해서는 앞에서 배운 운동을 마스터해야 한다.

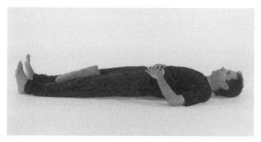

그림 9-8

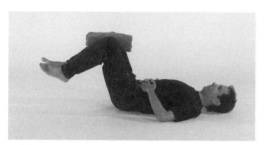

그림 9-9

자세

- 등을 바닥에 대고 누워서 양 다리를 쭉 편다. 수건을 말아(약 12cm 정도 두께) 양무릎 사이에 놓는다. 양팔은 바닥에, 양손은 복부에 위치시킨다.

- 무릎을 천천히 굽힌다. 무릎 끝은 위쪽을 향하고 발뒤꿈치는 바닥에서 미끄러지도록 당긴다. 무릎을 좌우에서 압박해 수건이 떨어지지 않도록 하며 발목은 이완한다. 발이 엉덩이에 가까워지면 발을 바닥에서 약 12cm 정도 천천히 들어올린다. 그 다음, 천천히 발을 내리고 바닥에서 미끄러뜨려 원래 자세로 되돌아간다. 동작을 하는 동안 허리는 바닥을 누른 상태로 길게 놓여 있어야 한다.

- 30회 정도 반복한다.

감지

요근에 의해 다리 움직임이 통제되는 방식, 그리고 요추가 복근에 의해 길게 유지되는 방식을 감지하라.

상상

천정에 매달린 줄에 무릎이 이어져 있으며, 줄이 끌어당기는 힘에 의해 다리가 움직인다고 상상한다.

10

고관절, 무릎, 다리의 통증

운동 10. 측면 고관절 회전

준비
인지 탐험 4, 5

목적
이 운동은 허벅지 바깥쪽과 엉덩이 근육을 활성화시키고 이완시켜 골반, 다리, 무릎의 정렬을 맞추는 것이 목적이다.

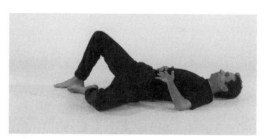

그림 10-1

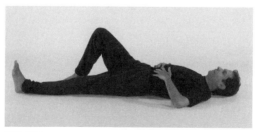

그림 10-2

자세

- 등을 바닥에 대고 무릎을 굽힌 상태에서 발바닥을 바닥에 평평하게 댄다. 발 사이는 고관절 넓이 정도로 벌리고, 팔은 바닥에, 손은 복부에 놓는다. 그런 다음 왼쪽 무릎을 바깥쪽으로 떨군다. 그러면 발의 외측만 바닥에 닿게 된다.
- 왼발을 바닥에서 미끄러뜨리며 무릎을 편다. 이때 왼쪽 발바닥은 오른쪽 다리를 바라보게 한다. 동작을 하는 동안 왼발의 바깥쪽은 계속 바닥에 닿게 하라. 이 동작에서는 왼다리를 바깥쪽으로 회전시키는 왼쪽 엉덩이 뒤쪽 근육이 활용된다. 무릎이 다 펴지면 왼다리를 중립 상태로 돌리고 발끝은 똑바로 위쪽을 향하게 한다. 이 자세에서 멈춰서 몇 초 정도 쉰다.
- 다시 왼다리를 바깥쪽으로 돌린 후 왼 무릎을 굽혀서 천천히 처음 자세로 가져온다. 다리를 펴고 굽히는 동안 골반을 고정시킬 필요는 없다. 골반이 한쪽에서 다른 쪽으로 굴러가도 괜찮다.
- 천천히 10회 반복한다.
- 반대쪽 다리로 같은 동작을 반복한다.

감지

다리가 회전하는 느낌, 허벅지 근육이 아니라 엉덩이 근육으로 인해 무릎과 다리 정렬이 통제를 받는 느낌을 확인한다.

상상

대퇴골이 회전하는 모습을 상상해보라. 고관절에서 무릎까지 이어진 길다란 차축이 회전한다고 상상하라. 이때의 회전이 무릎 자세에 어떤 영향을 미치는지 그려보라.

운동 11. 다리 측면 신장

준비
인지 운동 4, 5

목적
이 운동의 목적은 다리를 안쪽으로 회전시키면서 엉덩이 외측과 후면을 신장시키는 것이다.

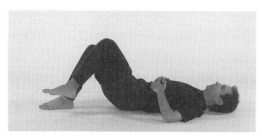

그림 10-3

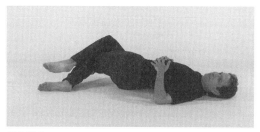

그림 10-4

자세
- 등을 바닥에 대고 무릎을 굽힌 상태에서 발바닥을 바닥에 평평하게 댄다. 양발 사이는 고관절 넓이 정도로 벌리고, 팔은 바닥에, 손은 복부에 놓는다. 그런 다음 오른쪽 무릎을 왼쪽 무릎 위에 겹친다. 왼발은 바닥에 닿아 있지만, 오른발 바닥은 바닥에서 떠 있다.

- 양무릎을 오른쪽으로 떨어뜨린다. 이때 오른다리의 무게를 활용해 왼다리가 오른쪽 바닥 방향으로 움직이도록 돕는다. 그런 다음, 왼쪽 허벅지 안쪽 근육을 활용해 왼무릎이 좀 더 바닥 쪽으로 가까워지게 한다. 이 자세에서 5초간 멈춘 다음 다시 5초간 수축했던 다리 근육을 완전히 이완한다. 이때도 양무릎이 오른쪽에 떨어진 상태를 그대로 유지한다. 동작을 하는 동안에도 등과 어깨는 그대로 바닥에 평평하게 닿아 있다.
- 왼쪽 허벅지 안쪽 근육을 활용해 5초 수축했다 5초 이완하는 동작을 총 6회 반복한다. 동박을 마친 후에는 원래 자세로 되돌아온다.
- 반대 다리로 자세를 바꿔서 같은 요령으로 6회 반복한다.

감지
허벅지 안쪽 근육이 다리 내회전을 돕는 느낌을 확인하라. 고관절과 엉덩이 안쪽 근육이 스트레칭 되는 느낌이 나면 날수록 다리의 회전은 좋아진다. 등과 어깨는 비록 바닥에 평평하게 닿아 있지만 척추가 비틀리는 힘이 목까지 전해지는 것을 느낄 수 있다. 이러한 비틀림은 척추 전체에 긍정적인 영향을 미친다.

상상
허리가 비틀릴 때 젖은 옷을 비틀어 짜는 모습을 상상하라.

운동 12. 무릎 굽히기

준비
인지 탐험 1, 6

목적
서 있거나 무릎을 굽힐 때 척추에 가해지는 부하를 제거하기 위해 다리 근육을 재훈련시키는 운동이다.

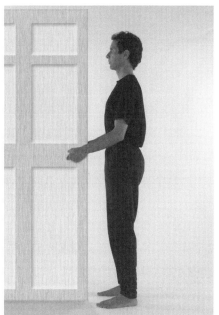

그림 10-5

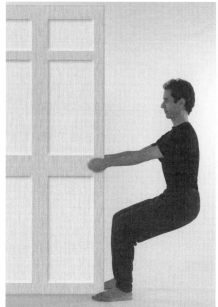

그림 10-6

자세

- 문 끝을 바라보고 선다. 이때 양발은 문 끝 바닥에 평행하게 위치하고 양손으로는 문고리를 잡는다.
- 무릎과 고관절이 약 90도 정도에 이를 때까지 무릎을 굽힌다. 무릎을 굽힐 때 몸무게는 가능한 뒤꿈치에 쏠리게 한다. 이때 몸통은 뒤로 기대지 말고 지면과 수직이 되게 한다. 동작을 하는 내내 무릎이 발목 위에 놓이게 하면 정강이는 지면과 수직 상태를 계속 유지하게 된다.
- 90도 정도에 이르면(몸 상태에 따라 가능한 범위까지만 굴곡한다) 그 자세에서 15초 정도 머무르며 뒤꿈치로 바닥을 계속 누른다. 그런 다음 천천히 원래 자세로 되돌아온다. 이때에도 뒤꿈치로 바닥을 누르고 몸통과 정강이는 지면과 수직을 이룰 수 있도록 한다.
- 전체 사이클을 6회 반복한다.

감지

몸이 올라가고 내려갈 때 허리가 아닌 다리가 동작을 이끄는지 감지한다.

상상

서 있는 동안 다리가 지면에 나무처럼 뿌리를 내리고 있다고 상상하라.

11

등, 어깨, 목의 통증

운동 13. 서서 앞으로 굽히기

준비
인지 탐험 1, 2, 3, 6

목적
이 운동은 두 가지 목적을 지니고 있다. 첫 번째는 척추 근육을 활용하면서 척추 전체 근육이 신장되는 느낌을 계발하는 것이고, 두 번째는 척추 전체 근육을 이완하는 것이다.

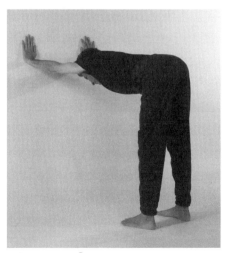

그림 11-1

자세, Part 1. 선 자세에서 고관절 굴곡

- 양발을 고관절 넓이 정도로 벌리고 서며, 이때 발은 벽에서 1m 정도 떨어진 곳에 위치한다. 그런 다음 고관절에서부터 몸을 앞으로 굽힌다. 이때 몸통 전체는 길고 일직선이 되게 유지한다. 양손으로는 앞쪽의 벽을 짚는다. 양무릎은 곧게 펴야 하지만 과신전 하지는 않는다. 고관절에서부터 몸을 굽히는 동안 펴고 있는 양손은 벽에서 가능한 낮은 곳까지 내려간다. 허리를 써서 몸을 굽히는 것이 아니다. 요추를 바르게 유지할 수 없다면 가능한 곳까지만 손을 내린다. 손이 내려갈 수 있는 한계 지점이 바로 운동을 시작할 지점이다. 발이 골반 바로 아래쪽에 위치하도록 벽과의 거리를 조절한다. 양발은 서로 평행하게 한다.

- 이 자세에서 허리는 길게 유지하고 발뒤꿈치는 바닥에 닿아 있다. 이는 복근을 활용해 허리를 지지하고 신장시키며 자연스러운 척추 만곡을 이루게 하는 능동적인 자세이다. 여기서 척추 근육을 신장시키면 손을 아래로 벽을 타고 조금 더 내릴 수 있다. 계속 하다 보면 고관절 각도를 90도 정도까지 되도록 굽혀 허리와 바닥이 평행한 지점까지 내려갈 수 있을 것이다.

- 30초 정도 이 자세를 유지한다. 최종적으로는 2분 정도까지 유지할 수

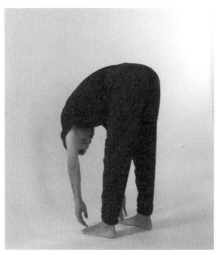

그림 11-2

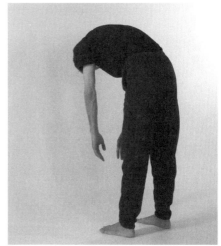

그림 11-3

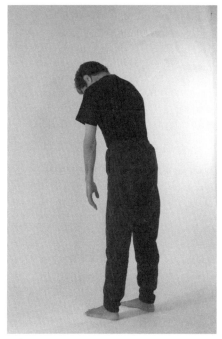
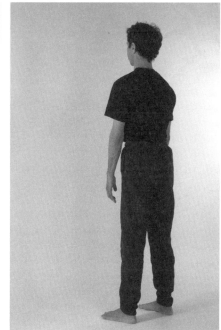

그림 11-4　　　　　　　　　　　　그림 11-5

있어야 한다. 원래 자세로 되돌리려면 한쪽 발로 한 걸음 앞으로 나가
면서 손으로 벽을 타고 걷듯이 올라간다.

자세, *Part 2.* 앞쪽으로 굴곡

- 양 발을 고관절 넓이 정도로 벌리고 서며, 발 사이가 평행이 되게 한다.
  몸통을 이완시키며 머리부터 아래로 늘어뜨린다. 허리가 아니라 고관절
  에서부터 늘어뜨리는 동작이 일어나는지 확인하라. 양무릎은 곧게 펴야
  하지만 과신전 하지는 않는다.
- 이 자세에서 팔은 완전히 이완되어 있다. 호흡을 편하게 하고, 목은 이
  완한다. 완전히 늘어뜨린 자세를 1분 정도 지속한다.
- 이제 뒤꿈치로 지면을 누르고, 골반을 후방으로 회전시키면서 천천히
  일어난다. 일어날 때는 척추 최하단에서부터 위쪽으로 한 마디씩 쌓아
  올리는 느낌으로 시행하라. 이때도 무릎은 곧게 편다. 만일 요통이 없

는 사람이면 무릎을 편한 정도까지 굽혀도 된다. 척추 근육은 가능한 이완하고 복부 근육을 안쪽, 위쪽으로 당겨, 마치 자신의 몸을 앞쪽 위로 밀어 올리듯 동작을 한다. 목, 어깨, 팔은 이완한다. 머리는 맨 마지막에 펴진다.

감지, Part 1. 선 자세에서 고관절 굴곡

허리가 계속 신장되는 느낌을 감지하라. 마치 골반 바닥과 정수리가 반대 방향에서 서로에게 다가가는 느낌이다. 좌골에서 뒤꿈치까지 다리가 신장되는 것도 감지하라.

상상, Part 1. 선 자세에서 고관절 굴곡

손이 벽에 고정되어 있으며, 동시에 양쪽 고관절 앞쪽에 수평으로 설치된 막대가 있다고 상상하라. 이 막대가 사선으로 위쪽 뒤로 당겨지면 몸이 스트레칭 되면서 멀어진다고 상상한다. 어깨도 스트레칭 되는 느낌이 날 수 있다.

감지, Part 2. 앞쪽으로 굴곡

몸을 늘어뜨린 자세에서 머리 무게에 의해 목과 척추가 신장되는 느낌을 감지하라.

상상, Part 2. 앞쪽으로 굴곡

상체가 헝겊 인형이라고 상상하라. 상체를 일으킬 때 머리가 척추에서 조금씩 밀려 나가면서 점차 선 자세로 되돌아 간다고 상상한다.

운동 14. 벽에서 하는 푸쉬업

준비

인지 탐험 2, 6

목적

이 운동은 상부 척추기립근을 활성화시키고 척추가 신장되는 동안 가슴을
열어준다.

자세

- 벽을 본 자세로 선다. 발은 고관절 넓이 정도로 벌리고 벽에서 40cm 정
  도 떨어진 곳에 위치한다. 양발은 서로 평행을 이룬다. 어깨 높이에서
  양손으로 벽을 짚고 손가락은 사선으로 안쪽을 향하게 하며 팔꿈치는
  편다.
- 팔꿈치를 굽혀 몸을 벽으로 기울이면서 천천히 벽으로 다가간다. 몸 전
  체는 일직선을 유지하고 발은 바닥에 견고하게 고정시킨다. 목과 척추
  전체는 일직선 상에 위치한다. 팔과 어깨는 가능한 이완시켜 동작을 하
  는 중에 불필요한 긴장이 없게 한다. 코와 벽 사이 거리가 몇 cm 정도에

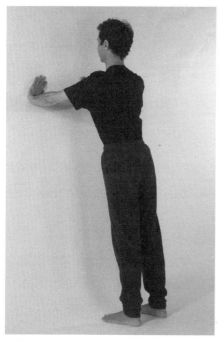

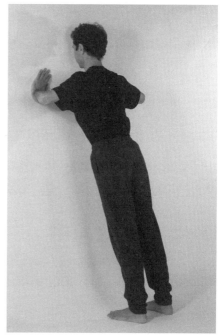

그림 11-6   그림 11-7

이를 때까지 다가간 후 방향을 바꿔 원래 자세로 되돌아 간다. 벽에서
몸이 멀어질 때 가슴은 열리고 넓어진다.
- 매우 느리게 10회 반복한다.

감지
몸을 움직일 때 근육만 쓰는 것 보다는 팔뼈를 지렛대처럼 활용하는 느낌을
감지하라. 바닥에 엎드려 하는 일반적인 푸쉬업과는 느낌이 다르다.

상상
동작을 하는 동안 양손이 벽에 풀로 붙어 있고 양발도 지면에 풀로 붙어 있
다고 상상하라.

운동 15. 팔로 원을 그리며 몸통 회전

준비
인지 탐험 1, 3, 4

목적
몸통의 움직임에 영향을 받아 팔이 따라서 움직이는 것을 감지하는 운동이
다. 몸통이 팔을 이끌며 동작이 일어나면 어깨는 이완된다.

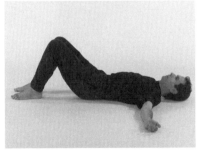

그림 11-8

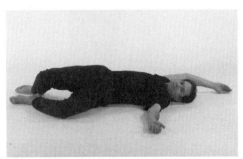

그림 11-9

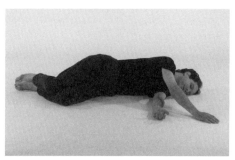

그림 11-10

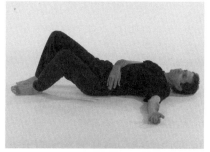

그림 11-11

자세

- 등을 바닥에 대고 무릎을 굽힌 상태에서 발바닥을 바닥에 평평하게 댄
  다. 발은 최대한 서로 붙인다. 왼손은 몸통 좌측면에서 옆으로 뻗고 오
  른손은 몸통 우측면에서 아래쪽으로 늘어뜨린다.
- 천천히 오른손을 바닥에서 끌어서 오른다리 쪽에서 멀어지게 한 후 머
  리 방향으로 가져가면서 동작을 시작한다. 오른팔이 위로 움직이면서
  몸통 오른쪽도 능동적으로 신장된다. 팔이 머리 근처에 이르면 양무릎
  을 왼쪽으로 떨어뜨린다. 이때 복부 근육을 활용해 몸이 왼쪽으로 굴러
  가게 한다. 오른손은 몸통의 움직임을 따라간다. 오른손이 몸통의 움직
  임을 이끄는 게 아니다. 몸통이 회전할 때 오른손은 원을 그리며 머리
  주변을 지나 몸통 왼쪽 측면으로 이동한다. 오른손이 왼쪽으로 건너간
  후 계속 서클을 그리면서 허리를 지나서 다시 오른쪽으로 움직인다. 오
  른손이 허리를 지날 때 양다리를 처음 자세로 되돌리면 오른손은 완벽
  한 하나의 원을 그리게 된다.
- 동작을 하는 동안 목은 완전히 이완한다. 몸통 회전에 따라 머리가 저절
  로 굴러갈 수 있도록 내버려 두어라. 목 근육의 힘으로 머리를 돌리지
  않는다. 목이 불편한 사람은 머리 밑에 베개를 놓아도 된다. 하지만 머
  리 회전을 방해할 정도로 높은 베개는 삼간다.
- 팔이 어깨 위를 지날 때 통증이 발생하면 통증이 생기는 부분의 원은 이
  어가지 말라. 오른팔을 바닥에서 끌고 가며 원을 그릴 때 통증이 생기
  는 지점에 이르면, 공간 중으로 오른팔을 든 후 가슴을 지나 왼쪽 바닥

에 놓는다. 몸통의 일부처럼 오른팔이 움직이는 느낌을 감지해보라. 이 동작은 복근에 의해 구동된다.

• 6번 반복한 다음 팔을 바꿔서 반대로 시행한다.

감지

몸통 측면이 늘어나 팔을 머리 위쪽으로 멀리 움직이는 느낌을 감지한다. 또한 별다른 힘이 들지 않아도 몸이 굴러가는 느낌을 확보하라. 전체 움직임이 부드럽게 이어질 때의 느낌을 감지하라. 팔의 무게감을 느껴보라. 팔 근육은 오직 완벽한 원을 그리는데 꼭 필요한 정도로만 활용한다.

상상

모래사장이 있는 해변에 누워 동작을 하면서 상체 주변에 큰 원이 모래 위에 새겨지는 장면을 상상하라. 손이 모래 안에 있으려면 어깨는 이완되어 있어야 한다.

운동 16. 목 굴리기

준비

인지 탐험 4, 5

목적

목의 습관적 긴장을 이완시키는 운동이다.

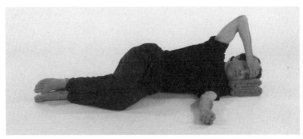

그림 11-12

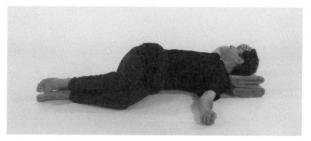

그림 11-13

자세

- 몸 왼쪽 측면을 바닥에 대고 눕는다. 접은 수건이나 베개를 머리 아래에 놓아 목이 편안하게 만든다. 고관절을 굽혀 무릎이 90도가 되게 한 다음, 왼손은 바닥에 놓아 몸 정면에서 똑바로 앞쪽을 가리키게 한다. 오른손은 이마에 놓는다.
- 오른손을 써서 머리를 천천히 오른쪽으로 굴린다. 편안하게 굴러갈 수 있는 지점까지 간 다음 원래 자세로 되돌아 온다.
- 머리를 오른쪽, 왼쪽으로 천천히 계속 굴린다. 이때 목 근육은 이완한다. 목 근육으로 머리를 굴리는 동작이 아니다. 오직 오른팔과 손으로 머리를 움직인다. 머리가 조금씩 멀리 굴러갈 때 가슴이 열리고 몸통은 회전하도록 내버려둔다.
- 머리 굴리는 동작을 1~2분 정도 한 다음 반대 자세로 똑같이 시행한다.

감지

가슴과 복부가 신장되어 스트레칭 되는 정도에 따라 목의 가동범위가 결정되는 느낌을 감지하라. 목 근육을 쓰기보다는 손으로 머리를 움직일 때 머리가 좀 더 부드럽게 굴러가는 느낌을 확인한다.

상상

머리가 하나의 공이라고 상상한다. 공이 부드럽게 왼쪽에서 오른쪽으로 굴러간다.

12

어깨, 팔꿈치, 손목의 통증

운동 17. 상부 척추 굴곡과 신전

준비
인지 탐험 1

목적
이 자세는 등과 어깨에 있는 근육을 활성화시켜 어깨 정렬을 바르게 해준다.

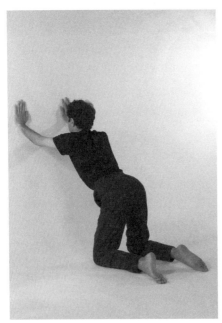

그림 12-1

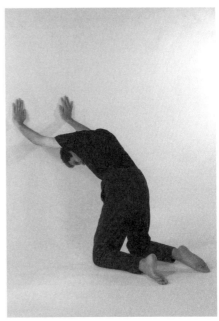

그림 12-2

자세

- 바닥에 무릎을 꿇는다. 이때 무릎은 고관절 넓이로 벌리고 벽에서 40cm 정도 거리에 위치한다. 손은 벽을 짚은 자세에서 머리 약간 위쪽에 위치한다. 고관절은 90도 정도로 굴곡하고 허리는 아치를 이룬다.
- 견갑골을 마치 꼬리뼈 방향을 향해서 움직인다는 느낌으로 천천히 안쪽 사선 방향으로 당긴다. 이 동작을 할 때 허리 아치는 증가한다. 수축 끝지점에서 5초 정도 버틴다.
- 다음으로, 머리를 앞쪽 아래로 떨어뜨리며 등에 커브를 만든다. 그러면 곱사등 자세가 된다. 이 자세로 5초간 버틴다.
- 이 두 자세를 천천히 오가며 움직인다. 전체 사이클을 10회 반복한다.

감지

양쪽 견갑골 내측과 아래쪽 근육들의 수축에 의해 척추에 아치가 증가하는 것을 감지한다. 또 견갑골이 아래쪽으로 당기는 힘을 감지한다.

상상

동작을 할 때 척추 전체가 앞쪽과 뒤쪽으로 크게 커브를 그린다고 상상하라.

운동 18. 외측 방향 어깨 회전

준비

인지 탐험 1

목적

이 동작은 가슴을 열어주고 팔 뒤쪽을 이어주는 근육을 활성화시킨다.

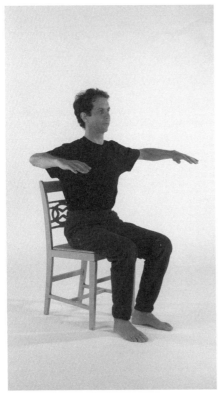

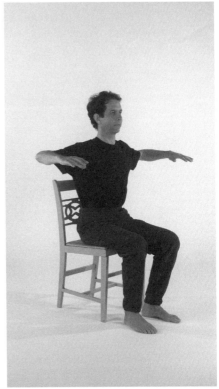

그림 12-3   그림 12-4

자세, Part 1

- 의자 중간 지점에 좌골이 닿도록 앉는다. 양손은 어깨보다 약간 아래에 위치한다. 이때 양팔은 바깥쪽을 향하고 90도로 굽히며, 손은 정면에 위치시킨 후 손바닥은 아래를 향하게 한다.
- 위팔을 사선 뒤쪽 아래로, 편안한 범위 안에서 멀리 당겨서, 양쪽 견갑골을 짠다. 그러면 견갑골 내측과 하부 근육이 활용되는 느낌을 받게 될 것이다. 허리는 가능한 길게 유지한다. 이 자세를 5초간 유지한 후 원래 자세로 되돌아와 몇 초간 쉰다.
- 전체 동작을 10회 반복한다.

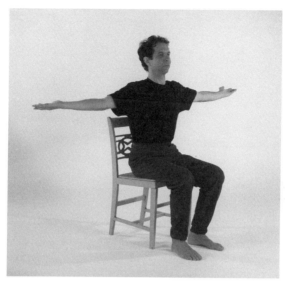

그림 12-5

자세, Part 2

- 의자 중간 지점에 좌골이 닿도록 않는다. 양팔을 몸 옆으로 쭉 펴서 어깨 높이 정도에 위치한다. 이때 손바닥은 정면을 향하게 한다.
- 천천히 양손바닥을 뒤로 돌려라. 그러면 손바닥이 위로 향한 다음 뒤쪽으로 넘어간다. 편안한 범위에서 최대로 갈 수 있는 곳까지 회전시킨다. 그런 다음 양팔을 뒤쪽으로 당겨 견갑대를 수축한다. 이 자세를 10초간 유지한다.
- 완전히 이완한 다음, 총 5회 반복한다.

감지

양팔을 회전할 때 팔 주변 근육과 견갑골 사이 또는 아래쪽의 근육들이 어떻게 활용되는지 감지하라.

상상

팔을 척추 양쪽에서 솟아난 날개라고 상상하라. 양팔을 뒤로 움직일 때 날

개가 당겨지고 있다고 상상한다.

운동 19. 앉은 자세에서 어깨 이완

준비
인지 탐험 1

목적
이 운동은 등을 신장시키고 넓히며 긴장된 등 근육을 이완시켜준다.

자세
- 의자 중간 지점에 좌골이 닿도록 앉는다. 팔꿈치를 굽혀 양손을 포갠 다음 손바닥으로 복부를 덮는다.

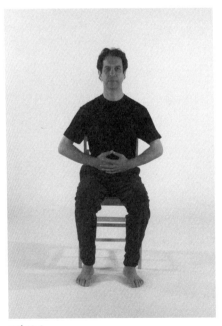

그림 12-6

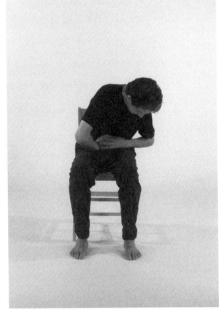

그림 12-7

- 목을 이완하여 머리를 아래로 떨어뜨린다. 이때 오른쪽 팔꿈치를 앞으로 가져가며 오른 손목을 굽히면서 오른 손바닥으로 복부를 누르면 가슴이 저절로 오목해진다. 몸통은 왼쪽으로 약간 회전한다. 양쪽 견갑골이 서로 멀어지며 등이 신장되고 넓어지는 것을 느껴보라. 목은 이완한다. 이 자세로 10~15초 정도 멈춘다.
- 다시 똑바로 앉은 다음 느리고 깊게 호흡하라.
- 총 6회 반복한 다음, 같은 동작을 반대쪽으로도 6번 반복한다. 상체를 굽히기 전에 바르게 앉은 자세에서 잠깐 멈추고 이완하는 것을 잊지 말라.

감지

가슴이 오목해지면서 등이 넓어지는 것을 감지한다. 등이 넓어질수록 팔꿈치를 더 멀리 보낼 수 있다는 것도 감지해보라.

상상

견갑골이 늑골 뒤쪽에서 자유롭게 미끄러진다고 상상하라.

13

쉬기, 서기, 앉기, 걷기

여기서 다루는 운동은 주로 일상 생활에서 우리가 자주 하는 쉬기, 서기, 앉기, 걷기를 좀 더 편안하게 할 수 있도록 고안되어 있다. 이 기법들을 배우면 살아가며 하는 몸짓 자체가 바로 '운동'이 된다.

쉬기Resting

긴장과 스트레스를 이완시키는 자세를 취하는 것 자체가 휴식이며, 근육을 재훈련시키는 방법이다. 여기서는 척추 전체를 이완시킬 수 있는 휴식 자세 하나를 소개한다. 이 자세를 취하면 요근이 이완되기 때문에 요통 환자에게 도움이 된다.

운동 20. 요추 이완

자세

- 바닥에 등을 대고 누워 다리를 의자나 낮은 테이블 위에 올려놓는다. 그러면 무릎과 고관절이 90도 정도의 각도를 이룬다. 다리는 완전히 이완한다. 이때 이완된 다리는 서로 평행이 되어야 한다. 그런데 이 자세에서 무릎이 너무 바깥으로 벌어지는 체형을 지닌 사람이라면 스카프나 부드러운 줄로 무릎 위쪽에서 양다리를 묶어 고정해도 좋다. 그러면 다리가 서로 평행을 이루면서도 이완된다.

- 만일 이 자세에서 허리가 바닥에 안착되지 않거나 아프면, 또는 제대로 지지받지 못한 느낌이 나면, 약 5~8cm 정도 두께로 수건을 말아 요추 커브 아래 놓는다. 이렇게 수건을 허리 아래 대었을 때 편안하다면 그대로 두고, 편안하지 않으면 뺀다.
- 목 아래에 수건을 같은 두께로 말아 받쳐주면 자연스러운 경추 만곡을 지지할 수 있다. 머리가 아닌 목 뒤쪽에 놓는다. 다시 말하지만, 수건을 대었을 때 편안하지 않으면 제거하는 게 낫다.
- 이 자세에서 5~15분 정도 이완한다.

감지
허리가 이완되면서 바닥으로 잠겨드는 느낌을 감지하라.

상상
머리와 꼬리뼈가 서로 반대 방향으로 당겨지며 척추가 늘어난다고 상상하라.

서기|Standing

앞에서 연습했던 다양한 동작들이 쉽게 된다면 서 있을 때도 편안하고 좋은 정렬 상태를 유지할 수 있다. 여기서 가장 중요한 것은 긴 허리Long waist를 유지하는 것이다. 허리가 붕괴된 자세collapsed waist를 지니고 있다면, 1) 요근을 이완시켜 요추가 긴 아치를 이루게 만들어야 하고, 2) 복근 톤을 확보하여 요추를 앞쪽, 옆쪽, 뒤쪽에서 지지할 수 있게 해야 하며, 3) 척추기립근을 가능한 신장, 이완시켜야 한다.

흉곽이 붕괴된 사람은 종종 어깨를 뒤로 당겨 키가 커 보이려고 한다. 하지만 이런 시도는 별 도움이 되지 않는다. 왜냐면 상체를 바르게 펴는 것은 어깨가 아니라 척추 자체이기 때문이다. 서 있는 자세에서 어깨와 팔은 이완되고, 머리는 어깨 긴장 없는 상태에서 척추 위에서 둥둥 떠 있는 느낌이 들어야 한다. 서 있을 때 머리 뒤쪽에서 발뒤꿈치까지 몸 뒤쪽 전체가 점점 길어지는 느낌을 감지해보라.

편하게 설 수 있도록 도와주는 두 가지 간단한 운동을 소개하도록 하겠다.

운동 21. 서기

준비
인지 탐험 2, 6

목적
몸 뒤쪽의 모든 근육을 신장시켜 더 나은 정렬 상태에서 설 수 있도록 해주는 자세이다.

자세
- 5~8cm 정도 두께의 두꺼운 책에 발 앞쪽 절반을 거치고 뒤꿈치는 바닥에 견고하게 댄 자세로 선다.
- 먼저, 양쪽 어깨를 귀 방향으로 끌어올린 다음 등 근육을 활용해 견갑대를 당겨 모으면서 어깨를 천천히 뒤로 돌린다. 어깨를 뒤로 당기면서 동시에 아래로 끌어내리며, 이때 팔은 몸 옆에서 이완되어 있어야 한다. 이렇게 등 근육이 수축하면 흉추가 앞쪽으로 눌리는 느낌이 나는지 감지하라. 목은 이완되고 허리는 길게 유지한다. 이 자세를 10초간 버티다 어깨와 팔을 완전히 이완하라. 하지만 척추는 길게 유지하고 머리는 위쪽을 향하게 한다.
- 3회 반복한다.

감지
견갑골 주변 근육이 수축하면서 가슴이 열리는 느낌을 감지하라. 가슴이 열리면, 어깨와 팔이 완전히 이완된 상태에서도 흉곽이 붕괴되지 않는 느낌을 확인한다.

상상

앞에서와 마찬가지로, 머리는 척추 위에서 하늘 방향으로 둥둥 떠 있고 뒤꿈치는 땅 안으로 뿌리를 내린다고 상상하라. 그러면 몸 뒤쪽 전체가 서로 반대 방향으로 점점 길어지는 느낌이 난다.

앉기|Sitting

몸무게가 발이 아닌 골반에 의해 지지된다는 점을 제외하면 앉기와 서기는 서로 비슷하다. 몸무게가 좌골에 고르게 분산되어야 골반이 자연스러운 정렬을 이룬다(5장 참조). 만일 의자에 앉아 있는 동안 요근이 제 기능을 못하면 골반은 뒤로 돌아가 몸무게가 좌골 뒤쪽으로 쏠리게 된다. 이렇게 골반이 뒤로 무너진 자세를 취하면 허리는 편할지 모르나 요근과 허리의 기립근이 제 역할을 못하게 된다. 그리고 이런 자세를 오래 하고 있으면 신체 정렬이 비틀리고 자연스런 요추 만곡도 사라지며 요추 디스크도 손상을 입게 된다.

등받이가 있는 의자를 활용해 좌골 균형을 유지할 수도 있다. 직각으로 되어 있는 등받이에 기대면 골반이 바르게 서기 때문이다. 하지만 자동차 운전석처럼 등받이가 뒤로 기울어져 무릎을 고관절보다 높게 만드는 의자는 골반을 뒤로 회전시키기 때문에 자세를 붕괴시킨다. 이런 경우 접은 수건을 골반 아래에 놓아 고관절과 무릎이 수평이 되게 하면 훨씬 상체를 세운 상태로 앉기가 수월하다. 어떤 사람은 수건을 말아 허리 뒤쪽에 놓기도 한다. 그렇게 해도 요추 만곡이 살아나 바로 앉는데 도움이 된다.

나는 운동 센터에서 애용되는 짐볼 위에 앉기를 좋아한다. 일반적인 의자와 달리 짐볼은 항상 조금씩 움직인다. 우리의 뇌와 근육은 늘 깨어있어야 한다. 따라서 정적인 의자보다 동적인 짐볼이 바른 정렬을 유지하는 데 더 유용하다.

운동 23. 앉은 자세에서 요근 분리

준비
인지 탐험 1, 2, 3, 6

목적
요추 만곡이 요근의 작용으로 안정화되는 것을 명확히 인지할 수 있게 해주는 운동이다.

자세
- 의자에 앉는다. 이때 허리를 등받이에 기대지 않는다. 양다리는 평행으로 하고, 무릎은 90도로 구부린다. 뒤꿈치는 바닥에 대고 발 앞쪽 절반은 5~8cm 두께의 두꺼운 책 위에 걸쳐 놓는다. 양손은 허벅지에 올려놓는다. 몸무게가 좌골로 바로 전해지도록 허리를 바로 펴고 골반을 수

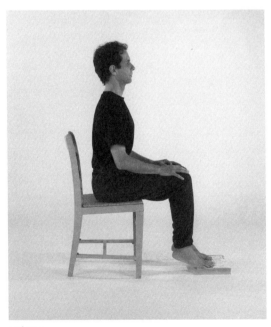

그림 13-1

평이 되게 한다.

- 숨을 들이쉬면서 뒤꿈치를 바닥에서 약 5cm 정도 들어올리고, 들숨이 일어나는 동안 그 자세를 유지한다. 뒤꿈치를 들어올릴 때 발 앞쪽으로 책을 누르지는 않는다. 다리 근육은 최대한 이완하라. 이 동작은 요근을 통해 통제되어야 한다. 따라서 허벅지나 종아리 근육이 아니라 고관절 앞쪽 또는 하복부 근육이 활용되어 무릎과 뒤꿈치가 들리는 느낌이 나야 한다. 요근이 제 역할을 하고 있다면 뒤꿈치를 들 때 골반이 약간 전방으로 회전한다. 따라서 허리 만곡이 약간 증가하게 된다.
- 숨을 내쉬면서 천천히 뒤꿈치를 바닥에 내려놓는다. 숨을 내쉬는 동안 뒤꿈치로 바닥을 가볍게 누른다. 뒤꿈치가 움직일 때 허리는 원래의 기다란 아치를 유지하고 있어야 한다.
- 뒤꿈치를 올렸다 내리는 동작을 느리게 20회 반복한다.

감지

요근을 활용해 다리를 가볍게 들어올리는 동작에 의해 요추 만곡이 증가하는 것을 감지하라. 바르게 앉을 때 요근이 활용되면서 일어나는 일을 조금 과장해서 느끼게 하는 동작을 배웠다. 이 운동을 마치고 나면 자신이 어떻게 앉는지 확인해보라. 책이 아니라 바닥에 발바닥을 놓고 앉아도 같은 근육이 쓰인다. 허리와 상체 전체를 이완하고도 여전히 바르게 앉을 수 있다. 이는 골반과 요추가 요근에 의해 안정화되고 있기 때문이다. 어깨를 뒤로 강압적으로 당기지 않아도 된다. 이게 바로 편안하게 앉는 비결이다.

상상

운동을 하는 동안 좌골이 의자에 뿌리를 내리고 있다고 상상하라.

걷기|Walking

자연스럽게 걷기 위해서는 이 책에서 배운 다양한 동작이 숙련되어야 한다. 또한 몸이 앞으로 이동할 때 생기는 추동력momentum을 있는 그대로 '허용'

하는 방법도 배워야 한다.

걸을 때 발목을 이완시켜보라. 그러면 요근이 다리를 들어 올리는 데 활용되면서, 동시에 허리는 길게 유지된다. 요근은 보행을 하는데 가장 중요한 근육이다.

허리를 이완시켜라. 많은 사람들이 걸을 때 습관적으로 허리 근육을 긴장시킨다.

엉덩이 근육은 걸을 때 한쪽 다리의 균형을 잡는 역할을 한다. 걸을 때 엉덩이 근육이 이완되어 있어야 충격을 흡수하고 상체가 가하는 부하를 분산시킬 수 있다. 다음 운동은 엉덩이 주변 근육을 이완시키거나 강화시키는데 도움이 된다.

걸을 때 상체는 좌우로 조금씩 회전한다. 이때의 회전은 주로 복사근(인지 탐험 5번 참조)에 의해 일어난다.

걸을 때 어깨는 이완하라. 팔은 가능한 아무런 긴장 없이 자유롭게 흔들린다. 목 뒤쪽 근육이 이완 되어야 머리가 자유롭게 움직일 수 있다. 눈도 부드럽게 이완되어 주변 세상을 수용한다고 상상하라.

운동 24. 골반 들어올리기

준비
인지 탐험 4

목적
걸을 때 골반 움직임을 부드럽게 해주는 근육을 선택적으로 이완해주는 운동이다.

자세
• 두께가 약 8cm 정도의 책을 왼발로 밟고 선다. 이때 오른다리는 쭉 펴져 있으며 오른발은 책 옆에 위치한다. 한 손으로 벽을 짚으면 균형을 잡기 편하다.

- 왼발로 책을 누른다. 그러면 오른쪽 골반이 위로 올라가며 오른발이 지면에서 떨어진다. 이 동작을 할 때 왼쪽 골반 뒤쪽 근육이 활용되는 것을 확인하라.
- 왼쪽 골반 뒤쪽 근육을 이완하면서 누르고 있는 왼발의 힘을 완전히 빼면 오른쪽 골반이 왼쪽 골반보다 낮아질 것이다. 이때 양쪽 무릎은 편 상태(과신전은 아니다)를 유지하면 오른발이 바닥에 닿거나 아니면 바닥 근처까지 이동한다. 이 자세에서 허리는 길게 유지한다.
- 오른쪽 골반을 올렸다 내리는 동작을 천천히 10회 반복한다. 그런 다음 발을 바꿔 10회 더 반복한다.

감지

한쪽 골반 뒤쪽 근육이 활용되어 반대쪽 골반이 올라가고 내려갈 때의 느낌을 감지한다. 방 안을 걸어보라. 그리고 한쪽 다리에 몸무게가 가해질 때 골반이 측면으로 좀 더 이동하는 느낌을 감지하라. 골반 주변 근육이 이완되었기 때문에 그런 느낌이 전해지는 것이다.

상상

걸을 때, 다리 근육이 아니라 다리 뼈가 움직임을 만든다고 상상하라. 뼈를 통해 몸이 바로 서도록 한다.

감사의 글

책을 출간하는 노고 이상의 도움이 없었다면 이 책은 탄생하지 못했을 것입니다. 시인 조나단 와이너트Jonathan Weinert의 격려, 코칭, 명확한 비전 덕분에 이런 결과물이 나올 수 있었습니다. 그는 이 책에 쓰인 단어와 관련된 모든 일들에 엄청난 시간을 할애해 주었죠. 만 배는 고맙네, 친구여.

이 책의 내용을 신뢰해주고 출간될 수 있도록 도와준 편집자 베쓰 프랭클 Beth Frankl에게 특별한 고마움을 전합니다.

적절한 때 나타나 집필 작업을 환기시켜준 쥬디 칼-핸드릭Judy Carl-Hendrick에게도 고마움을 전합니다. 사진 촬영에 도움을 준 맷 존스Matt Jones, 제브 아이젠베르그Zev Eisenberg, 아드리안 윌리암슨Adrian Williamson 모두 고마워요.

몇 년간 이 책의 내용을 출간할 수 있도록 격려해준 조지아Georgia에게도 고맙다는 말을 전합니다. 아버지인 제게 집필 공간을 내어준 니콜라스 Nicolas와 아드리안Adrian에게도 고마움을 전합니다.

매 순간 나의 길에서 도움을 준 모든 친구, 가족, 선생님, 고객, 학생들 모두. 고맙습니다.

이 프로젝트가 진행될 수 있도록 승인해준 TIDE(Trust in Diversity Exchange)에도 신세를 많이 졌습니다. 감사합니다.

역자후기1
Epilogue1

소마에 대한 학문인 소마틱스를 배웠다는 것은 인생의 큰 축복이자 기회였습니다. 내 안에서 일어나는 일들에 대해 관심을 갖게 되면서 점점 제 자신을 이해하게 되었으니까요. 움직임을 통해 몸과 마음의 현존을 경험하고 자신과 온전히 만나는 순간은 언제나 기분 좋고 충만함이 들게 합니다.

소마틱스란 학문에 처음 매료된 것은 KS바디워크소마틱스연구소의 소장님이자 개인적으로는 제 스승님이신 최광석 선생님의 서재에 꽂힌 책을 통해서였습니다. 당시 자세를 바르게 교정하는 구조적인 접근법을 열심히 배울 때였는데, 그 책에는 전문가에게 교정을 받기보다는 스스로 자신의 신체를 교정할 수 있게 해주는 방법이 적혀 있었습니다. 이런 발상이 당연하고 맞다 여겨서 자세히 배우고 싶은 마음이 들었습니다 그렇게 키운 불꽃은 선생님 수업에 보조강사로 참여하고, 또 일반 대중을 위한 '바른자세 만들기' 강좌를 진행하면서 더욱 탄탄하게 자리 잡혔습니다.

선생님은 토마스 한나의 『소마틱스』를 시작으로 다양한 책을 번역하신 후, 기존 소마틱스 이론의 바탕 위에서 새롭게 소마코칭(SOMA-Coaching) 기법을 개발하셨습니다. 선생님께 공부를 배우면서 바디워크와 소마틱스에 대한 지식과 경험뿐만 아니라 학문을 대하는 근본적인 방법까지 진일보하게 되었습니다. 선생님께 깊이 감사드립니다.

또 불광천을 몇 시간씩 걸으며 내면에서 일어나는 몸과 마음의 움직임에 대해 이야기했던 친구 경태에게도 감사의 말을 전합니다. 나는 아직도 그때 그 순간들이 기억납니다. 우리가 나눴던 그 길고 긴 대화를 통해 소마틱스에 대한 경험과 지식이 더욱 풍성해질 수 있었습니다.

만날 때면 언제나 통찰이 담긴 화두를 던져주던 이정우 선생님께도 감사의 말을 전합니다. 같은 분야를 공부하는 벗이 있어 외롭지 않게 공부할 수 있었습니다. 한없이 진지해지는 성격을 지닌 제가 이정우 선생님을 통해 중심을 잡을 수 있었습니다.

저에게 소마코칭 세션과 교육을 받았던 많은 분들에게도 감사의 말을 전합니다. 공부한 지식을 다시 누군가에게 전달하는 과정을 통해 많은 것을 배울 수 있었습니다. 나 아닌 다른 사람에 대한 이해가 깊어졌고 우리가 진정 무엇을 위해 살아가는 존재인지 골똘히 생각해볼 수 있었습니다.

가족들에게 감사의 말과 미안함을 전하고 싶습니다. 좋아하는 분야의 공부를 열심히 해보라며 걱정하면서도 믿어주셔서 이 분야의 공부를 계속 할 수 있었습니다. 한편으로는 제가 지금 알고 있는 것을 가족들도 알면 정말 좋을 텐데 하는 마음에 아쉬움과 미안함이 듭니다. 이 책을 계기로 우리 안에 또 다른 변화가 생기길 기도해 봅니다.

이 외에도 소마틱스 분야를 공부하며 인연을 맺었던 수많은 벗들에게 감사의 말을 전하고 싶고 응원하는 맘을 전하고 싶습니다. 언젠가 더 깊은 인연으로 만나기를 기대해 봅니다.

2017년 6월 11일
소마코칭 스튜디오에서, 권정열

역자후기2
Epilogue2

처음 크레이그 윌리암슨의 책을 빠르게 읽었을 때는 진가를 잘 몰랐습니다. 그의 책 뒤에 나온 동작들을 가볍게 훑어봤을 때는, 소마운동somatic exercise 을 개발한 토마스 한나, 코어인지core awareness를 개발한 리즈 코치, 소마 학습somatic learning을 개발한 리사 카파로, 그리고 바디마인드센터링body-mind centering을 개발한 베인브릿지 코헨과 같은 대가들의 기법에 비해 뭔가 부족하다는 인상을 받았던 게 사실입니다. 비슷한 동작을 비슷하게 전개하 면서 '근육재훈련요법'이라는 거창한 이름을 붙여 운동 상표로 등록한 게 아 닐까 하는 의심도 했었습니다. 실제 토마스 한나, 리즈 코치, 리사 카파로의 원서와 세상에 나온 대부분의 소마틱스 관련 책들을 읽고, 그 중 중요한 몇 권의 책을 번역해 출간도 하고, 또 십여 년간 실제 임상에 적용해 교정과 강 의를 해왔던 제 경험에 비추어 보면, 그의 책 표지나 목차 구성부터 뭔가 허 술해 보였던 게 사실입니다.

크레이그 윌리암슨의 책과 자료, 그리고 삶의 여정에 대해 재차 숙고해보 고 또 이렇게 핵심 텍스트 하나를 한 줄 한 줄 번역해 완료한 다음에 나오는 말은 "와우!" 입니다. 감탄이 절로 나옵니다. 고유수용감각을 계발해 내적 인지를 높인다는 점에서는 앞에서 소개한 모든 기법들이 같은 이론적 기반 을 갖고 있습니다. 오히려 토마스 한나의 신경근 반사 중심 체형론, 리사 카 파로의 척추파동 호흡을 중심으로 한 현존 확장 기법의 이론이 훨씬 세련된 것처럼 보입니다. 실제로도 그렇고요. 하지만 개인적인 의견으로는, 이 책 에서 제시한 근육재훈련 운동이 이들 중에서 가장 실용성이 있는 것 같습니 다. 아마 오랜 시간 관절, 근육, 근막 등을 수기요법으로 치료하면서 동시에 소마틱스 이론을 활용해온 교정 전문가라면 윌리암슨이 제시하는 운동 기법이 얼마나 세련된 것인지 금방 알게 될 겁니다. 윌리암슨 자신이 교정 전문가이자 동시에 소마틱스 전문가로 오랜 시간 수많은 사람들을 치료해 왔기 때문에 그 경험의 정수가 녹아 있는 것 같습니다. '평범함 속에 비범함이 담겼다'는 격언은 이를 두고 한 말 같습니다.

독자들은 제가 왜 이런 '감탄'을 하는지 책을 직접 읽어보시고 평가를 해주시길 바랍니다. 물론 소마틱스 개념과 일반적인 교정 기법을 활용해 '전략적 통합교정'을 해보지 않은 전문가라면 크레이그 윌리암슨이 책 중간 중간 툭툭 던지듯 내놓는 섬세한 기법 응용에 대해 별 감흥이 없을 수도 있습니다. 그냥 또 하나의 '따라하기식' 운동법이 세상에 나왔다고 여길지도 모릅니다. 뭔가 애매모호하게 느껴지는 '인지운동'의 아류가 아닐까 의심하는 사람도 있을지 모릅니다. 그럼에도 불구하고, 이 책은 전문가와 일반인 모두에게 큰 도움이 될 수 있는 내용들로 가득합니다. 한 줄 한 줄 그냥 적힌 게 아닙니다. 실제 교정을 하는 전문가라면 제가 이미 번역해 출간한 책들을 먼저 읽고 임상에 적용해보면서 이 책의 기법과 비교해 탐구해보시면 더 큰 매력을 느낄 수 있을 겁니다. 일반인이라면 여기서 자신의 통증 문제를 해결할 수 있는 간단하지만 효과적인 운동법을 배우실 수 있습니다. 하지만 복합적인 원인의 통증을 지니신 분이라면 전문가의 도움을 받으시는 것이 좋습니다.

프랑스어에 똘레랑스tolerance라는 말이 있습니다. '자신과 다른 사상이나 생각을 관용하고 수용한다'는 뜻입니다. 소마틱스 영역에는 다양한 기법들이 있습니다. 크레이그 윌리암슨이 개발한 근육재훈련요법도 그 중 하나입니다. 의료, 건강, 운동 분야에 종사하는 수많은 전문가들이 자기 분야의 주류 학문에만 관심을 갖지 말고 조금은 '마이너' 하지만 깊은 울림을 갖고 있는 이런 효율적인 기법을 자신의 치료 프로토콜 안에 녹여서 '똘레랑스' 할 수 있다면, 고객과 환자들에게 더 나은 건강서비스를 제공할 수 있을 겁니다.

이걸로 7번째 책을 세상에 내놓습니다. 이 책 번역엔 제자 권정열 군이 참여 했습니다. 함께 번역하고 토론하며 나눴던 통찰이 책 안에 그대로 담겨 있습니다. 이 자리를 빌어 8년 넘게 저와 함께 해줘서 고맙다는 말을 전합니다. 『근육재훈련요법』 출간을 계기로 정열 군이 세상에서 교정 전문가이자 소마틱스 분야 강사로서 우뚝 설 수 있기를 기원합니다.

이 책에서 번역할 때 사용한 해부학 용어는 개정되기 전 용어입니다. 하지만 2009년에 발간된 의학용어집 제 5판을 기반으로 중요한 몇 개 용어는 처음 나올 때 따로 괄호 안에 신용어를 병기했습니다. 이전에 제자 이정우 군과 함께 번역한 『엔들리스웹』에 비해서는 해부학 용어가 그리 많지 않은 책이라서 일반 대중에게 더 많이 통용되는 용어를 주로 채택했으며 따로 용어 색인도 생략 했습니다.

『근육재훈련요법』이 소마틱스 분야에 관심을 둔 많은 이들의 삶에 활력을 제공해 줄 수 있기를 희망합니다.

2017년 6월 10일
수원 眞星齋에서, 최광석

부록: 통증 영역

다음 페이지에 나오는 차트에는 다양한 통증 문제를 이완시킬 수 있는 운동법 지침이 담겨 있다. 상단 가로줄에 있는 숫자는 이 책에서 소개한 운동 번호이고, 왼쪽 세로줄에는 통증이 생기는 영역과 질환명이 적혀 있다. 박스 안의 마크는 해당 통증 문제를 이완하는데 도움이 되는 운동들이다. 각 운동을 하기 전에 필요한 인지 탐험은 여기에 포함되어 있지 않다.

통증을 이완시키는 운동

통증 영역	1	2	3	4	5	6	7	8	9	10	11	12	13	14	15	16	17	18	19	20	21	22	23	24
견갑대 사이							✓	✓								✓	✓	✓	✓		✓	✓	✓	✓
수근관 증후군		✓														✓	✓	✓	✓	✓	✓	✓	✓	
섬유근통	✓													✓	✓	✓				✓	✓	✓	✓	✓
고관절 통증/활액낭염	✓	✓		✓	✓	✓	✓			✓	✓	✓	✓										✓	✓
무릎 건염/통증			✓	✓	✓	✓	✓	✓		✓	✓	✓												
요통/관절염	✓		✓	✓	✓	✓		✓	✓	✓										✓			✓	
허부 목/상부 어깨 통증													✓		✓	✓	✓	✓	✓			✓		
요추 디스크(팽윤)	✓		✓	✓	✓	✓			✓			✓								✓			✓	✓
사타구니 근육통	✓			✓					✓	✓	✓													
목 통증						✓	✓	✓		✓			✓	✓	✓	✓		✓	✓					
족저근막통(발바닥 통증)				✓						✓	✓	✓	✓							✓	✓		✓	✓
천장관절통		✓		✓	✓					✓	✓	✓	✓		✓	✓				✓		✓		✓
좌골신경통	✓		✓	✓	✓	✓			✓	✓		✓	✓		✓	✓				✓				
견관절 건염/활액낭염							✓							✓	✓	✓	✓	✓	✓			✓		
긴장성 두통						✓									✓	✓	✓	✓				✓		
손목과 팔꿈치 건염														✓	✓	✓	✓	✓	✓					

〈KS바디워크소마틱스연구소〉

KS바디워크소마틱스연구소(KBSI)는 바디워크와 소마틱스 분야의 다양한 접근법을 통해 '바른 자세와 체형, 자유로운 몸과 마음, 생명력 넘치는 세상'을 만들어 나가는 사람들의 모임입니다. KBSI에서는 소마코칭전문가(엡사+소마코칭) 과정과 소마요가전문가(소마요가+TG소마요가) 과정을 개설해 한국형 바디워크&소마틱스 전문가를 양성하고 있습니다.

KS바디워크소마틱스연구소(www.bodywork.kr)
연구소장; 최광석(010-9686-4896)
카페; cafe.naver.com/bodywork
블로그; blog.naver.com/claozi13
이메일; claozi13@naver.com

양재 소마코칭스튜디오(www.somacoaching.kr)
대표(소마에너지명상 담당); 최광석(010-9686-4896)
소마요가클래스 팀장; 장지숙(010-3837-5089)
인지통합운동 팀장; 권정열(010-9364-6231)

소마앤바디(cafe.naver.com/somaandbody)
김주현(010-9634-9002)
김한얼(010-2966-8155)

대치동 더원 운동과학센터
사이트; www.theonept.kr
대표 전화; 02-539-3695
이정우(010-3897-0113)
황봉남(010-3223-3951)

연희동 소마피트니스
주소; 서울특별시 서대문구 연희로27길 106
대표 전화; 02-3141-0922
박유진(010-9101-0473)
강진주(010-4046-8764)

은혜마취통증과 의원
주소; 광주광역시 북구 첨단연신로 91번길 20-14 만강빌딩 2층
대표 전화; 062-571-8294
손향초(010-9539-9191)